감기보다 쉽게
허리병(디스크)을 고친 사람들

감기보다 쉽게
허리병(디스크)을 고친 사람들

신경외과 전문의 김정수 엮음

건강신문사

차례

1장. 잘못 알려진 허리병 상식과 정보

잘못 알려진 허리병 상식과 정보 · 7

허리병 자가진단을 위한 체크리스트 · 22

허리에 이로운 운동 · 38

허리에 해로운 운동 · 42

허리의 유연성과 근력을 기르는 체조 · 48

허리를 보호하기 위한 바른자세 · 56

허리에 이로운 식품 · 72

허리에 해로운 식품 · 76

2장. 감기보다 쉽게 허리병을 고친 사람들

30분간의 간단한 수술로 허리 디스크 완치 · 81

경추신경 손상으로 인한 마비증세, 인공디스크 성형술로 회복 · 87

잘못된 치료로 중증 마비증세 겪다가 수술로 건강 되찾아 · 93

온갖 치료법 전전해도 악화되기만 했던 허리통증, 내시경 수술로 고쳐 · 98

미세현미경 수술로 15년간의 끔찍한 고통에서 벗어나 · 105

| 1장 |

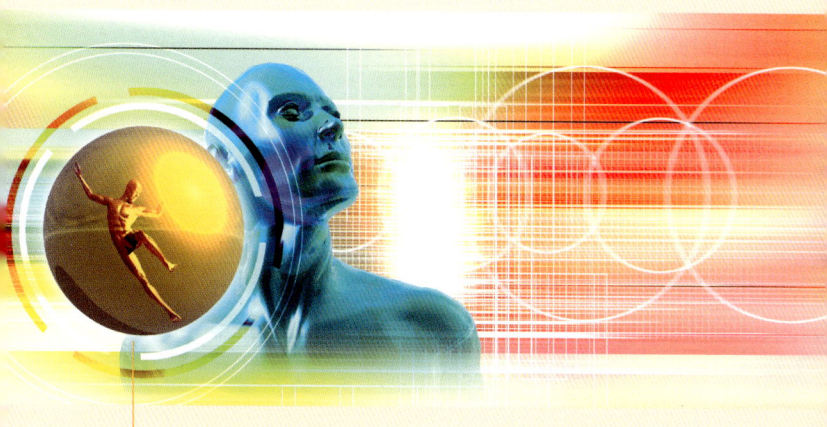

잘못 알려진 허리병 상식과 정보

잘못 알려진 허리병 상식과 정보

요통은 인간의 역사와 함께 생겨났다고 할만큼 오랫동안 인간을 괴롭혀 온 질병이지만 치료법은 더디게 발전한 분야라고 할 수 있다. 당장 목숨을 위태롭게 하는 질병은 아닌 탓에 적극적으로 치료하기보다는 당연한 것으로 받아들이고 그때그때 통증을 해소하는 방법으로 관리하며 사는 것이 일반적이었기 때문이다. 실제로 요통은 아주 심한 경우가 아닌 이상 한동안 통증이 지속되다가 별다른 치료없이도 호전되는 것이 특징이다.

이런 이유 때문인지 요통에 관해서는 유난히 잘못된 정보도 많고 원인이나 치료법에 대해서도 제대로 모르고 있는 경우가 많다. 그러나 잘못된 정보를 받아들여 그릇된 방법으로 요통을 관리하거나 치료하면 오히려 요통 증세를 심화시킬 뿐 아니라 다른 척추질환을 유발할 가능성도 있으므로 주의해야 한다.

허리가 아프면 무조건 디스크?

"선생님, 설마 디스크는 아니겠지요?"

허리가 아프다며 병원을 찾는 환자들이 흔히 하는 질문이다. 그리고 검사 결과 단순 요통이라고 하면 안심하는 반면 디스크 증세가 있다고 하면 큰일이라도 난 것처럼 걱정스러운 표정을 짓는다. 디스크에 걸리면 허리가 단단히 고장난 것이고 쉽게 고칠 수도 없다고 생각하기 때문이다. 이처럼 요통을 '위험한' 디스크와 '별 것 아닌' 단순 요통으로만 구분하는 환자들이 적지 않은데 아마도 척추질환 가운데 가장 많이 알려진 병명이 디스크이기 때문일 것이다.

실제로 요통환자 가운데 많은 수가 디스크 이상인 것은 사실이지만 요통을 유발하는 원인은 디스크 이상 외에도 다양하다. 척추 부위에 염증이 생겼거나 신경통이 원인일 수도 있고 스트레스와 같은 정신적 요인이 통증을 유발할 수도 있으며 척추와는 상관없는 내장기관에 질환이 생겼을 수도 있다. 특히 내장기관의 질환으로 요통이 생겼는데도 환자 스스로가 디스크라고 자체 진단하고 원인치료를 소홀히 할 경우 심각한 결과를 초래할 수도 있으므로 요통이 지속적이거나 다른 이상이 함께 올 경우에는 반드시 전문의의 진료를 받아야 한다.

병원에만 가면 정확한 진단을 받을 수 있다?

환자라면 누구나 자신이 어떤 병을 앓고 있으며 치료를 받으면 얼마나 호전되는지 정확하게 알고 싶어하게 마련이다. 그런데 요통환자의 경우에는 병원을 찾아도 정확한 원인은커녕 병명조차 제대로 알지 못하는 경우가 많다.

척추는 구조가 몹시 복잡할 뿐 아니라 신경이 여러 조직과 근육, 피부 등과 공유되면서 분포돼 있어 요통을 일으키는 특정 부위를 알아내기 어려운 것이 특징이다. 이 때문에 오랜 연구에도 불구하고 요통의 원인과 기전이 정확하게 밝혀지지 못했으며 따라서 원인을 정확하게 짚어 치료하는 방법 또한 해결되지 못한 과제로 남아있다. 다양한 최신 진단장비를 사

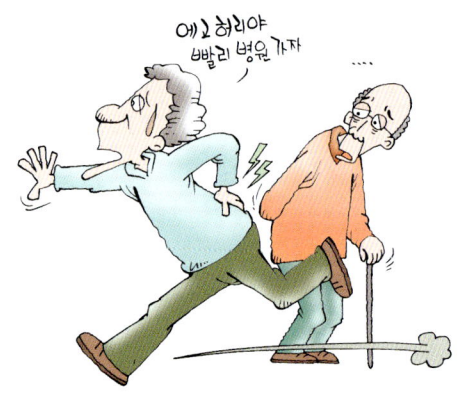

용해도 정확하게 원인을 밝혀낼 수 있는 경우는 전체 척추질환의 30~40%에 불과한 실정이다.

따라서 의사의 적절한 진료를 받으려면 환자 자신의 설명이 가장 중요하다. 요통은 대개 비슷한 증세를 보이지만 세밀하게 관찰하면 환자에 따라, 그리고 원인질환에 따라 통증과 장애의 부위 및 정도에 차이가 나는 것이 특징이다. 이 때문에 의사들도 환자를 상대로 자세한 문진을 하게 마련인데 이때 설명이 정확할수록 의사의 진단도 정확해지고 환자 자신도 최선의 진료를 받을 수 있게 된다.

통증이 허리에만 있는지, 엉덩이와 다리에도 있는지 몸의 부위를 짚어가며 통증이 있는 곳을 설명하고 통증이 어느 정도 심한지, 그리고 어떻게 움직일 때 통증이 심해지는지를 설명해야 한다. 언제, 어떤 계기로 요통이 발생했는지도 진단에 중요한 영향을 미치므로 좀 장황하게 여겨지더라도 요통이 발생한 배경을 설명하는 것이 좋다. 이를 설명하는데는 최근 종사하고 있는 일과 그 일로 인한 스트레스 정도, 그리고 노동강도 등을 덧붙이는 것도 도움이 된다.

이처럼 환자의 충분한 설명과 의사의 정확한 진단이 병행된다면 요통의 원인을 밝혀내지 못하는 경우라고 해도 적절한 치료를 받을 수 있다. 척추질환은 그 원인이 어디에 있든 대개 증상과 기능 장애는 비슷한 양상을 띠기 때문에 통증을 줄이거나 기능을 호전시키는 치료는 얼마든지 가능하다.

요통이 생기는 즉시 병원을 찾아야 한다?

전체 요통 환자의 70~80%는 특별한 치료 없이도 시간이 지나면 자연 치유된다. 따라서 요통이 생기는 즉시 병원을 찾는 것보다 집에서 안정을 취하면서 경과를 지켜보는 것이 좋다. 평소 요통이 없었다가 갑자기 증세가 생겼거나 무거운 것을 들다가 허리를 삐끗했을 경우, 또는 오랫동안 앉아있거나 과로 때문에 요통이 생겼다고 판단될 경우에는 며칠간 안정을 취하는 것만으로도 좋아질 수 있다.

그러나 1~2주 동안 안정을 취해도 통증이 가라앉지 않거나 통증이 점점 심해지는 경우, 그리고 일상적인 생활이 불가능할만큼 허리를 쓰는데 불편이 따를 때는 병원을 찾아 적절한 치료를 받아야 한다.

이와는 달리 초기에 즉시 병원을 찾아야 하는 요통환자는 허리 뿐 아니라 다리까지 저리고 마비가 오는 경우, 튀어나온 디스크가 신경을 눌러 대소변을 보는 것조차 힘든 경우이다. 또 허리를 심하게 다쳐 척추의 골절이 의심되거나 평소 요통의 원인이 되는 다른 질환을 앓고 있는 경우에도 즉시 병원을 찾아야 한다.

허리가 아플 때는 누워 있는 것이 최고?

많은 사람들이 잘못 알고 있는 척추에 관한 상식 중 으뜸은 허리가 아프면 무조건 누워서 쉬어야 한다는 것이다. 과거에는 의학계에서도 요통 환자는 최소한 한달 이상 침상에 누워 안정을 취해야 한다고 주장했었고 지금도 환자에게 활동을 줄이고 안정을 취하라고 조언하는 의사들이 있는 것으로 알고 있다. 물론 허리가 아프면 움직일 때마다 통증이 따르기 때문에 환자 입장에서도 누워 있는 것이 가장 편안하게 느껴지는 것이 당연하다.

특히 디스크 환자의 경우는 튀어나온 디스크가 척수 신경을 건드려 신경을 붓게 만들기 때문에 누워 있으면 디스크 돌출 정도가 약해지고 신경과 마찰을 일으키지 않아 붓기가 빠지는 효과를 볼 수 있다. 이 때문에 디스크 환자에게는 특히 침상안정이 강조돼 왔지만 최근에는 디스크 환자라도 3일 이상 누워 있을 필요는 없다는 주장이 더 설득력을 얻고 있다. 3일만 안정을 취하면 척수 신경의 붓기가 웬만큼 빠지고 디스크 돌출현상도 줄어들기 때문이다.

따라서 요통환자들에게 당분간 안정을 취하라고 권하는 것은 자리에 누워 움직이지 말라는 뜻이 아니라 요통을 유발하거나 통증을 심화시킬 수 있는 원인으로부터 벗어나라는 뜻에 가깝다. 당분간 요통의 원인이 될 수 있는 업무나 활동을 자제하고 무거운 것을 들어올리거나 허리를 심하게 굽히는 등 허리에 무리를 주는 행동을 삼가라는 의미라고 할 수 있다.

그리고 안정을 취하는 동안 반드시 지켜야 할 것이 꾸준한 운동이다. 허리를 아예 못쓰는 경우가 아니라면 운동을 할 때마다 통증이 따르더라도 서서히 운동을 시작해야 한다. 그렇지 않고 침대에 꼼짝없이 누워있으면 골밀도가 떨어져 뼈가 약해질 뿐 아니라 허리근육이 단련되지 않아 사소한 행동에도 허리를 삐끗하는 일이 쉽게 발생한다. 특히 골밀도는 일주일만 움직이지 않아도 벌써 뼈 속에서 칼슘이 빠져나갈 정도로 쉽게 떨어지는데 운동하지 않으면서 칼슘만 섭취하면 절대로 섭취한 칼슘이 뼈로 가지 않으므로 운동은 절대적이다.

산책을 하거나 가벼운 스트레칭 등을 지속하면서 요통을 관리하면 증세가 빨리 호전될 뿐 아니라 요통의 재발도 막을 수 있다. 척추수술을 받은 환자들도 수술 후 운동을 한 환자와 누워서 안정만을 취한 환자는 회복속도도 다르고 재발율에서도 확연한 차이를 보인다.

물리치료는 많이 받을수록 요통 해소에 좋다?

"물리치료는 안 해주시나요?"

병원을 찾은 만성요통 환자나 척추수술 환자에게 운동요법 처방을 하거나 경과를 본 다음 진료를 끝내려고 들면 거의 모든 환자들이 당혹스러운 듯 이렇게 묻는다. 요통으로 정형외과나 척추클리닉을 찾으면 으레 물리치료를 받는 것으로 알고 있는 환자들이 대부분이다. 또 허리가 조금만 찌뿌듯한 느낌이 나도 습관처럼 물리치료실을 찾는 사람들이 적지 않다. 물리치료를 받으면 굳었던 근육이 풀어지고 혈액순환이 좋아져 시원한 느낌을 받을 수 있기 때문이다.

그러나 물리치료는 급성요통 환자, 즉 이전에는 괜찮다가 최근 한 두 달 사이에 요통이 생긴 환자나 허리를 삐끗한 환자들에게만 효과적이다. 냉찜질로 염증을 방지할 수 있고 뜨거운 찜질이나 전기치료로 통증을 감소시키거나 긴장된 근육을 풀어줄 수 있기 때문이다. 이와 같은 물리치료를 짧으면 일주일, 길면 한달 정도 받았는데도 통증이 해소되거나 기능장애가 호전되지 않으면 그 환자에게 물리치료는 더 이상 효력이 없는 것으로 봐야 한다.

특히 만성적인 요통에 시달리는 환자나 척추수술을 받은 환자에게 물리치료는 별다른 효과가 없다. 척추수술을 받은 환자들 중에는 수술 후에도 물리치료를 계속 받으면 척추의 기능이 향상되고 회복도 빠를 것으로 여기는 이들이 있는데 분명한 것은 물리치료로 얻는 것보다 잃는 것이 더 많다는 사실이다. 수술 후 회복단계에서 느낄 수 있는 통증을 일시적으로 감소시키는 효과는 있을지 몰라도 근본적으로 뼈를 튼튼하고 유연하게 만들 수 있는 방법은 아니기 때문이다. 또 수술부위에 물리적인 자극이나 전기자극, 초음파 자극 등을 반복해서 가하면 자칫 부작용을 일으킬 위험마저 있다.

무엇보다 주의해야 할 것은 집에서 어설프게 물리치료를 하는 경우다. 흔히 허리가 좋지 않다 싶으면 무조건 뜨거운 찜질을 하시나 안마기로 허리부위를 두들기거나, 심지어 다른 사람으로 하여금 허리를 밟게 하는 경우까지 있는데 잘못하면 허리를 더 망가뜨리는 결과를 낳기 십상이다. 가령 염증이 있는 부위에 뜨거운 찜질을 하게 되면 염증이 더 심해지는 부작용을 낳고 디스크 환자가 허리를 잘못 두들기거나 밟거나 하면 디스크를 더 상하게 만들 수 있다. 따라서 집에서 간편한 방법으로 물리치료를 하고 싶다면 반드시 의사에게 방법을 문의하는 것이 안전하다.

그러나 집에서 하든, 병원에서 관리를 받든 물리치료를 한 달 이상 지속하는 것은 의미가 없다. 단기간의 물리치료로 효과를 보지 못한 환자나 만성적인 요통에 시달리는 환자, 그리고 척추수술을 받은 환자들에게 가장 효과적인 것은 운동요법이다. 당장 통증을 줄이거나 시원한 느낌은 없을지 몰라도 운동만이 허리를 근본적으로 튼튼하고 유연하게 만들 수 있는 방법이기 때문이다.

디스크는 수술로만 완치할 수 있다?

최근 척추수술에 대한 관심이 높아지면서 디스크 진단을 받은 환자들 가운데 수술을 문의해 오는 이들이 적지 않다. 그러나 디스크 증세가 있다고 해서 모두 수술대상이 되는 것은 아니어서 전체 디스크 환자 가운데 수술이 필요한 경우는 대략 10% 수준에 불과하다. 요통은 있지만 일상생활에 크게 지장이 없는 경우에는 허리에 무리를 가하는 행동을 피하고 운동요법을 실시하는 것만으로도 좋아질 수 있기 때문에 굳이 수술을 할 필요는 없다.

일반적으로 수술이 필요한 경우는 일상생활에 지장을 받을 만큼 통증이나 기능장애가 심한 경우, 그리고 신경장애 증세로 다리를 쓰지 못하거나 대소변을 볼 수 없는 경우라고 할 수 있다. 또 물리치료와 약물치료를 3~4주 동안 해봐서 별 차도를 보이지 않을 때도 수술을 고려해볼 수 있다.

그러나 수술을 받느냐 마느냐 하는 문제는 어디까지나 의사의 판단과 환자의 선택에 달려 있다. 당장 수술을 받아야 할만큼 급박한 상황은 아니지만 만성적인 요통에 시달리는 것보다 한번의 수술이 효과적이라고 판단될 때는 위에 언급한 것처럼 수술이 필요한 경우에 해당되지 않더라도 수술을 선택할 수 있는 것이다.

척추수술은 위험하고 재발도 많다?

척추질환 환자에게 수술을 권할 때마다 어김없이 받는 질문이 있다.

"허리는 한번 칼대면 영영 못쓴다던데요?"

"수술해도 재발하는 일이 많다던데…"

어떤 수술이든 수술을 앞둔 환자라면 당연히 갖는 불안이겠지만 척추수술에 대해서는 유난히 불안해하고 못미더워하는 환자들이 많은 것이 사실이다. 허리가 그만큼 중요한 부위이기 때문이기도 하지만 아마도 척추수술에 대해서는 제대로 알려질 기회가 없었던 탓이 클 것이다.

결론부터 밝히자면 환자들의 이런 불안은 지나친 우려일 뿐이다. 특히 허리에 칼을 대면 영원히 허리를 못쓰게 된다는 소문은 전혀 근거가 없다. 물론 수술기법이 그리 발달하지 못했던 과거에는 주로 피부를 열어 뼈와 근육에 직접 칼을 대는 방법을 사용했기 때문에 근육손상의 위험도 높았고 회복기간도 길었던 것이 사실이다. 이 때문에 수술 후 통증은 줄어든 대신 허리의 유연성이 떨어지는 역효과를 낳거나 허리를 완전히 못쓰게 되는 경우도 있었으며 재발하는 경우도 잦았다. 그러나 최근에는 수술부위를 절개하지 않고 간단하게 수술할 수 있는 다양한 최신 수술법이 개발·도입됨으로써 척추수술의 부작용이나 재발율은 상당히 줄어들었다. 척추수술 가운데 가장 많이 행해지는 디스크 수술의 경우 재발율은 1~2%에 지나지 않는데 이는 맹장수술처럼 간단한 수술에서도 있을 수 있는 확률이다.

간혹 환자들 중에는 수술 후 회복과정에서 나타나는 허리가 뻣뻣하고 부자연스러운 느낌을 두고 수술이 잘못된 것은 아닌지 의심하는 경우도 있는데 이는 수술 때문에 허리가 일시적으로 약해져서 생기는 현상일 뿐이다.

의사들이 수술을 권하는 경우는 수술하지 않으면 신경장애가 나타날만큼 위험한 경우이거나 수술로써 통증이나 기능장애를 해소할 자신이 있을 때에 해당된다. 따라서 척추수술에 대한 잘못된 소문 때문에 수술을 망설이거나 불안해 할 이유는 없다.

단 척추는 상당히 복잡한 구조를 가지고 있고 같은 디스크 질환이라도 환자에 따라 양상이 천차만별이므로 반드시 수술 경험이 많은 전문의를 찾는 것이 안전하다. 간혹 디스크 수술 후 허리가 전혀 좋아지지 않았다거나 더 나빠졌다고 하는 경우 그 원인을 찾아보면 진단 자체가 잘못된 경우가 많다. 또 진단은 정확했어도 수술방법이나 기술적인 부분에 문제가 있는 경우도 있으므로 신뢰할만한 전문의에게 수술받는 것이 실패율과 재발율을 줄일 수 있는 방법이다.

허리가 망가지면 성생활이 불가능하다?

흔히 남자는 허리가 강해야 한다고들 한다. 언뜻 생각하면 왜 유독 '남자'만 허리가 강해야 하는지 의문스럽지만 이 말이 성과 관련돼 있기 때문에 모든 사람들이 별 의심없이 정설로 받아들이고 있는 것이다. 즉 성생활은 곧 남성의 허리운동이 좌우하는 것이라고 생각하기 때문이다. 따라서 디스크를 앓거나 허리가 약한 남성들은 허리운동을 하는데 제약이 따르기 때문에 남자구실을 제대로 못할 것이라고 판단하고 성생활을 기피하는 이들이 적지 않다.

그러나 척추질환이 신경장애까지 동반하지 않는 이상 생식기관에까지 문제를 일으키는 경우는 절대로 없다. 보통 척추질환이 성기능에 장애를 일으키는 경우는 디스크가 심하게 돌출돼 신경뿌리를 압박함으로써 다리의 감각이 없어지고 대소변을 제대로 볼 수 없는 경우에 해당된다. 그러나 이 경우는 수술을 요할만큼 위급한 상황이므로 수술로써 신경을 압

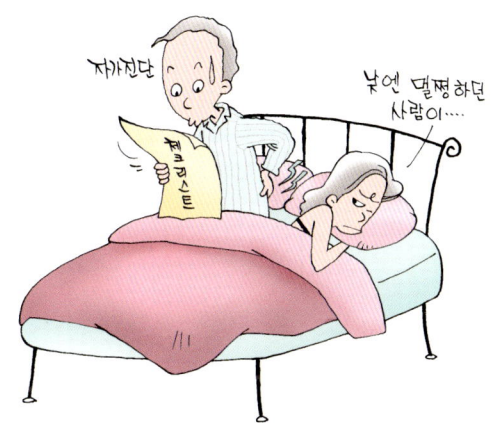

박하는 원인을 제거하면 성기능 장애도 해결할 수 있다.

따라서 허리가 약해 성생활을 제대로 못한다는 얘기는 전혀 근거가 없다. 척추수술을 받은 환자라도 수술 부위만 회복되면 곧 성생활을 할 수 있을만큼 허리가 약한 것과 성생활과는 직접 관련이 없다. 물론 성관계는 남성이 주도해야 하고 남성의 원활하고 강한 허리운동이 성관계의 모든 것이라고 생각한다면 허리가 약한 남성의 성생활은 불가능해질 수밖에 없다.

그러나 다행스럽게도 인간의 체위는 아주 다양한 것이 특징이다. 그러므로 허리에 무리를 가하지 않는 체위를 개발해 부부가 서로 협력한다면 허리가 약한 남성, 또는 여성이라도 만족스러운 성생활을 즐길 수 있다.

허리병 자가진단을 위한 체크리스트 02

 통증은 우리 몸이 보내는 신호다. 허리든 다른 부위든 몸 어딘가에 통증이 있다는 것은 곧 몸이 좋지 않으니 즉시 조치를 취하라는 신호인 셈이다. 물론 암처럼 조기 통증없이 진행되는 질병도 있지만 척추와 관련된 질환은 반드시 통증이 따르는 것이 특징이다. 그러므로 요통이 생기거나 목, 어깨 등에 통증이 따를 때는 어딘가 좋지 않다는 사실을 인식해야 한다.
 통증에는 조금 쉬기만 해도 곧 좋아지는 단순요통도 있지만 척추에 심각한 장애가 생기거나 다른 질환이 원인이 되는 경우도 있으므로 통증이 있을 때는 어느 곳이 어떻게 아픈지 환자 스스로 판단하는 것이 우선이다. 허리 뿐 아니라 다리까지 저리고 아픈데도 단순요통이라고 판단해 찜질이나 하고 파스나 사다 붙이며 방치했다가는 치료시기를 놓칠 수도 있고 병을 키울 위험도 있는 것이다.

질병을 환자 스스로 진단하는 자가진단법은 신뢰도도 낮고 자칫 위험도 따를 수 있다는 것이 일반적인 생각이다. 그러나 이는 잘못된 의학지식이나 소문에 의지해 자기 질병을 판단한 다음 함부로 약을 쓰거나 방치하기 때문이다. 자가진단을 하되 의학계에서도 통용되는 기초 진단법을 적용한다면 집에서 당분간 경과를 지켜보아도 좋을지, 당장 병원을 찾아야 할지 판단할 수 있는 좋은 근거가 될 수 있다.

다음에 제시하는 체크리스트는 환자가 자기 증세를 파악할 수 있는 가장 초보적인 진단법에 지나지 않는다. 즉 체크리스트에서 제시하는 증세가 있을 때 특정 질환을 의심해 볼 가능성이 있다는 것일 뿐 정확한 진단은 어디까지나 의사의 몫이다. 따라서 '나는 이런 증세가 있으니까 이런 질병' 하는 식으로 판단해 의사의 진단도 받지 않은 채 괜한 걱정에 휩싸이거나 함부로 약을 쓰는 행위는 피해야 한다.

허리가 아플 때

골다공증 : 허리와 엉덩이 부위가 묵직하게 아프거나 크게 무리한 일이 없는데도 피곤하고 통증이 계속된다면 골다공증을 의심해볼 수 있다. 골다공증은 일반적으로 60대 이상의 연령층에서 나타나지만 조기 폐경을 경험한 여성이나 젊은 시절부터 만성적인 운동부족에 시달린 사람들은 보다 일찍 나타날 수도 있다. 골다공증에 걸리면 사소한 움직임이나 그리 심하지 않은 외부 충격에도 쉽게 골절이 일어나는데 주로 척추, 손목, 손가락, 팔꿈치에서 어깨에 걸쳐있는 상박골, 허벅지에 있는 대퇴골 부위에 많이 발생한다.

압박골절 : 압박골절의 가장 주요한 원인 역시 골다공증이다. 뼈가 약해져 별다른 충격이 없어도 척추뼈가 내려앉는 현상인데 주로 60세 이상 노년층에서 많이 발생하고 남성보다는 여성에게 많다. 압박골절이 생기면 요통 뿐 아니라 허리를 바로 펼 수 없어 구부정한 자세를 취하게 되는 것이 특징이다. 골다공증으로 압박골절이 생기면 척추골 성형술로 골절된 부위를 치료하는 것은 가능하지만 뼈 자체를 다시 건강한 상태로 되돌리는 일은 불가능하므로 근본적인 치료는 어렵다고 봐야 한다.

02 허리병 자가진단을 위한 체크리스트

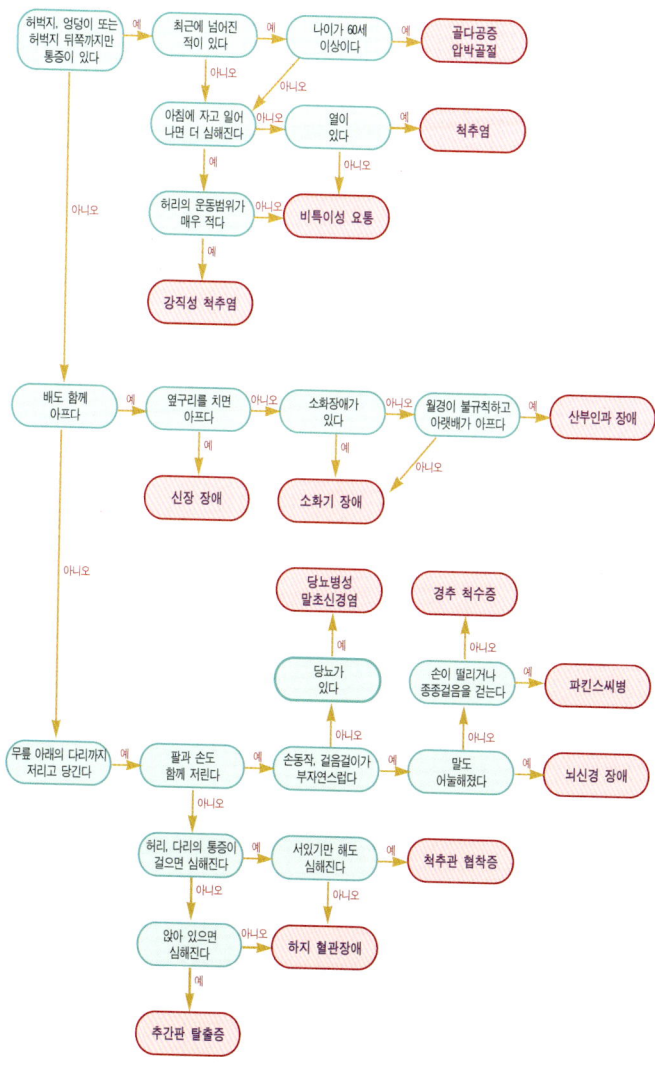

척추염 : 특별한 외상이나 무리를 한 일이 없는데도 심한 요통이 발생하고 열까지 동반된다면 척추염을 의심해볼 수 있다. 척추염은 말 그대로 척추관절과 주변 조직에 염증이 생기는 질병으로 초기에는 디스크와 유사한 증세를 보이고 정밀진단을 하지 않으면 관절염과도 혼동되기 쉽다. 외부로부터 세균에 감염돼 발생할 수도 있고 결핵에 의해 발생할 수도 있다. 척추염은 방치하면 세균이 척추를 파괴하기 때문에 관절이 굳어 척추를 앞뒤로 구부릴 수 없게 되고 만성요통으로 발전할 가능성이 있으므로 반드시 병원을 찾아 적절한 치료를 받아야 한다.

비특이성 요통 : 요통은 지속되는데 특별한 질환이나 원인을 발견하기 어려울 때 흔히 내려지는 진단이 비특이성 요통이다. 요통환자들 가운데 많은 이들이 여기에 해당되는데 일단 무리한 일을 피하면서 안정을 취해본 후 운동요법과 물리치료, 약물치료 등을 시도해 볼 수 있다. 비특이성 요통이라도 다양한 염증질환 중 한가지일 수도 있으므로 요통이 쉽게 해소되지 않을 때는 병원을 찾아 정확한 원인을 밝혀 치료를 받는 것이 좋다.

강직성 척추염 : 강직성 척추염은 척추질환 가운데서도 상당히 위험하고 치료하기도 힘든 질환이다. 척추뼈를 연결하는 인대와 연골조직이 점차 석회질로 변해가는 질병이기 때문에 유연해야 할 척추가 뻣뻣하게 굳어 심하면 나중에는 몸을 움직일 수도 없는 상태에 이르게 된다. 이 질환으로 허리와 목이 앞으로 굽은 경우에는 수술로 교정하는 것이 가능하고 약물치료로 염증을 완화시키거나 재활운동과 물리치료로 몸이 굳는 것을 지연시킬 수는 있지만 완치는 거의 불가능한 것으로 알려져 있다.

산부인과 장애 : 허리와 엉덩이, 허벅지 뒤쪽이 아프고 아랫배 통증까지 동반될 때는 산부인과 관련 질환이 의심된다. 반드시 척추에 이상이 있는 경우가 아니라도 요통이 발생할 수 있기 때문에 일단 정형외과나 척추클리닉을 거쳐 산부인과 진단을 받아야 한다.

신장 장애 : 신장, 즉 콩팥에 이상이 있는 경우에도 요통이 동반될 수 있다. 신장 장애로 인한 요통은 일반 요통과 달리 옆구리에 압박을 가하면 통증을 느끼게 되는데 원인질환인 신장을 먼저 치료해야 요통도 해소할 수 있다.

소화기 장애 : 흔히 소화기 장애와 요통과는 아무런 관련이 없다고 생각하기 쉽지만 척추에는 복잡한 신경이 얽혀있기 때문에 소화기에 이상이 생겨도 요통이 생길 수 있다. 이 경우에는 척추를 아무리 진단해도 정확한 원인을 밝히기 어려우므로 평소 위장 장애나 소회와 관련된 기관에 이상이 있었던 사람이라면 소화기 장애를 의심해볼 수 있다.

당뇨병성 말초 신경염 : 당뇨병 환자는 합병증 때문에 신경손상을 입을 가능성이 높다. 특히 신경손상으로 인해 신체의 말단부위, 즉 팔다리와 손발로까지 혈액이 제대로 공급되지 않으면 팔다리가 저리고 당기는 증세가 생긴다. 따라서 평소 당뇨병이 있었던 사람이라면 척추보다는 당뇨병을 우선 해결해야 요통을 치료할 수 있다.

경추 척수증 : 팔다리가 저리고 걸음걸이나 손동작까지 원활하지 못한 증세를 보인다면 일단 경추 이상을 짐작할 수 있다. 경추는 목 뒤쪽의 7개의 뼈로 구성된 부분인데 이곳의 뼈가 자라 뇌에서 내리는 명령을 전신으로 전달해야 할 척수신경을 누르거나 척수신경 자체에 이상이 생겨서 발생한다. 그대로 방치해두면 하반신 마비로까지 발전할 위험이 있기 때

문에 경추 척수증은 발견되는 즉시 수술을 받아야 한다.

파킨스씨병 : 손이 떨리고 걸음을 정상적으로 걷지 못할 경우 파킨스씨병을 의심해 볼 수 있는데 이 병에 대해서는 그 원인이나 치료법이 아직 밝혀져 있지 않다. 따라서 요통과 함께 팔다리 저림 증세가 동반될 때는 정확한 진단을 받아 이후 진행과정을 지연시키는 것만이 최선의 치료법이라고 할 수 있다.

뇌신경 장애 : 뇌신경 장애는 전신을 관할하는 뇌신경 자체에 문제가 생긴 것이기 때문에 행동장애와 언어장애 등을 동반하는 것이 특징이다. 따라서 갑자기 말이 어눌해지고 해야 할 말이 언어로 잘 조합되지 않는다면 뇌 정밀진단을 받는 것이 좋다.

척추관 협착증 : 척추관 협착증이란 가운데가 비어 있어야 할 척추관의 구멍이 좁아져 척추관을 통해 지나가는 신경다발을 누르게 되는 질환이다. 신경이 압박당하는 질환이기 때문에 허리보다는 다리의 통증이 유난히 심하고 서 있거나 걸으면 통증이 더 심해지는 특징을 보인다. 또 디스크 환자와는

달리 서 있는 것보다 의자에 앉아 있는 것이 편안하고 딱딱한 침상보다는 푹신한 침상에서 더 편안해 하는 것도 특징이다. 척추관 협착증으로 진단받으면 수술로만 고칠 수 있는데 수술 성공률이 상당히 높고 입원기간도 짧기 때문에 일단 진단만 제대로 받으면 치료는 어렵지 않다.

하지 혈관장애 : 무릎과 다리가 저리고 아프다고 호소하는 환자들 가운데는 다리 혈관 자체에 문제가 생기는 경우도 있다. 이 경우는 요통은 거의 없고 다리 쪽에만 통증을 느끼는 것이 특징인데 혈관 관련 전문의의 진단을 받아야 한다.

추간판 탈출증 : 추간판 탈출증이란 허리디스크의 의학용어로서 디스크 안에 있어야 할 수핵이 밖으로 돌출되는 현상을 말한다. 추간판 탈출증은 수핵이 튀어나와 신경을 건드리는 경우와 추간판, 즉 디스크가 파열되는 경우 등 다양한 양상을 보이는 것이 특징인데 증상은 대개 비슷하다. 서 있거나 걷는 것보다는 의자에 앉아 있을 때, 그리고 허리를 앞으로 구부릴 때 통증이 심해지는 식이다. 또 누워서 다리를 직각으로 들어올릴 때 잘 올라가지 않고 통증이 따를 때도 추간판 탈출증이 의심된다. 추간판 탈출증은 안정을 취하는 것만으로

좋아지는 경우도 있고 수술을 해야 하는 경우도 있으므로 전문의의 진단을 받아 적절한 치료법을 선택하는 것이 좋다.

어깨나 팔이 아플 때

척추질환과 직접적인 관련은 없지만 어깨나 팔에 오는 통증으로 고통받는 환자들도 많다. 특히 나이 든 환자들 중에는 어깨나 팔이 쑤시거나 저리는 등의 통증이 생기면 무조건 신경통이나 혈액순환 장애로 오해하고 이들 증상에 좋다는 약제를 복용하는 일이 흔한데 다른 이상으로 인한 통증일 수도 있으므로 반드시 정확한 진단을 받는 것이 안전하다.

상지부위, 즉 어깨부터 손가락에 이르는 부위에 발생하는 통증은 크게 신경압박에 의한 이상과 관절, 근육, 힘줄에 생기는 이상으로 나눌 수 있다. 흔히 신경통이라고 부르는 신경압박에 의한 이상은 대부분 팔로 내려가는 말초신경이 눌려서 발생한다. 팔이 당기고 쑤시는 증세가 주로 나타나는데 통증 부위를 정확하게 짚을 수 없을만큼 넓게 퍼져 있고 팔을 사용하지 않을 때도 아픈 것이 특징이다. 반면 관절이나 근육, 힘줄 등에 생기는 통증은 아픈 부위가 일정하고 평소에는 별다른 통증이 없다가 특정한 동작이나 자세를 취할 때 통증이 심해지는 특징을 보인다.

특히 상지부위의 관절, 즉 어깨관절이나 팔꿈치 관절, 손목 관절, 손가락 관절 등을 다친 경험이 있는 사람의 경우 그 부위에 통증이나 장애가 나타나면 반드시 정형외과를 찾아 통증의 원인을 치료해야 한다. 또 특별한 이유 없이 관절이 아프거나 여러 곳의 관절이 동시에 아프면서 아침에 손가락이 자주 붓고 통증이 심해지면 류마티스 관절염을 의심해 볼 수 있으므로 정형외과나 류마티스 내과를 찾아 진료를 받는 것이 좋다.

어깨관절의 재발성 탈구 또는 불안정성 : 탈구란 관절의 연결부위가 빠지는 것을 말하는데 어깨관절은 우리 몸의 관절 중 탈구가 가장 쉽게 일어나는 곳이다. 어깨관절은 한번 탈구를 경험하면 어깨관절을 둘러싼 관절막이 손상되면서 늘어나 이후 작은 충격에도 쉽게 빠지는 재발성 탈구가 자주 일어나는 것이 특징이다. 재발성 탈구를 방지하기 위해서는 수술로 늘어난 관절막을 조여 주어야 하는데 최근 관절경을 이용해 간단히 수술할 수 있는 어깨관절 복원술이 시행되고 있다.

02 허리병 자가진단을 위한 체크리스트 _ 33

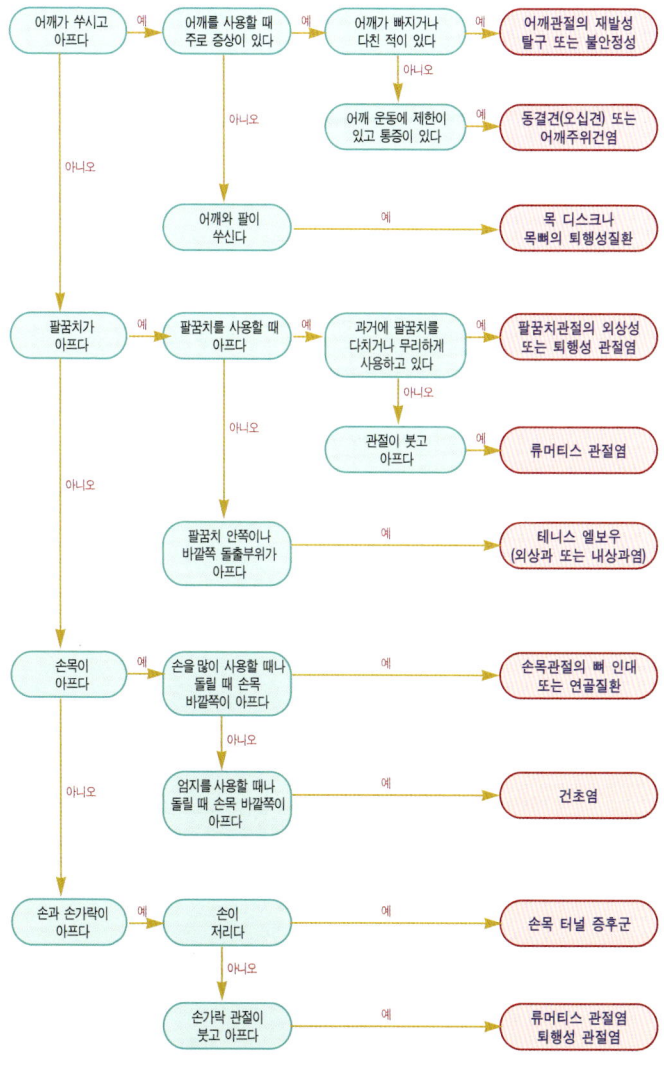

동결견(오십견) 또는 어깨주위건염 : 어깨를 다친 적이 없는데도 팔을 움직일 수 없을만큼 어깨가 아프면 오십견, 또는 어깨주위건염을 의심할 수 있다. 오십견은 보통 40대 후반부터 50대 이상이 잘 걸린다고 해서 붙여진 병명이지만 최근 컴퓨터를 사용하는 젊은층, 스트레스에 시달리는 직장인들 사이에서도 어깨통증을 호소하는 이들이 적지 않다. 오십견은 초기에는 통증이 심하다가 6개월~1년 후에는 통증이 사라지는 대신 어깨근육이 굳어버리기 때문에 통증이 시작되는 초기에 치료를 하는 것이 효과적이다. 치료법으로는 어깨근육을 풀어줄 수 있는 운동이 가장 좋다. 그러나 어깨 관절막에 염증이 생겼을 때나 통증이 너무 심해 운동이 불가능할 경우에는 이를 가라앉힐 수 있는 약물치료와 수술요법을 이용할 수 있으므로 전문의와 상담하는 것이 좋다.

목디스크나 목뼈의 퇴행성 질환 : 목디스크는 허리디스크와 마찬가지로 뼈와 뼈 사이에서 완충역할을 하는 수핵이 밖으로 돌출돼 신경을 압박하는 질환이다. 어깨와 팔이 쑤시고 저리는 증세를 보이기 때문에 오십견이나 경추척수증으로 오인되기 쉽지만 이들 질병과는 통증이 발생하는 부위가 다르고 자세히 관찰하면 증세에도 차이가 있다. 또 목디스크는 아니지만 같은 증세를 호소하는 이들 가운데는 목뼈가 자라나 신경근을 압박하는 경우도 있는데 이는 퇴행성 질환의 일종으로 50~60대 이상에서 주로 나타난다.

팔꿈치 관절의 외상성 또는 퇴행성 관절염 : 팔꿈치 관절을 다친 경험이 있는 사람이나 50세 이상의 연령층에서 주로 나타나는 증세. 특히 50세 이상이 되면 관절의 연골이 노화돼 관절염이 생기는데 관절염이 가장 쉽게 생기는 곳은 팔꿈치, 무릎, 엉덩이, 어깨 등이다. 관절을 무리하게 사용하는 일을 피하고 운동을 하면 대개 좋아지지만 약물치료로 증상을 호전시킬 수도 있으므로 의사와 상담하는 것이 좋다.

류머티스 관절염 : 일반 관절염이 퇴행현상에서 비롯되는데 비해 류머티스 관절염은 면역체계의 이상 때문에 발생하는 자가면역성 질환으로 분류된다. 관절내막에 염증이 생겨 연골과 뼈를 서서히 파괴하기 때문에 나중에는 환자의 과반수가 일상생활에 불편을 느끼게 된다. 류머티스 관절염은 일단 발병하면 완치가 어렵지만 약물로 관절파괴를 지연시키거나 통증을 줄일 수 있다.

테니스 엘보우(외상과 또는 내상과염) : 테니스 엘보우는 테니스를 무리하게 치는 사람들에게 많이 발생한다고 해서 붙여진 병명으로 정식명칭은 발생부위에 따라 외상과염 또는 내상과염이라고 한다. 테니스 뿐 아니라 배드민턴, 스쿼시 등을 지니치게 할 때도 발생하기 쉬운데 팔꿈치 바깥쪽 돌출부위나 팔꿈치 안쪽이 심하게 아프면서 물건을 들어올리거나 물건을 잡는 힘이 떨어지는 증세를 보인다. 테니스 엘보우를 예방하기 위해서는 운동 전 팔꿈치 근육을 충분히 풀어주고 통증이 나타날 때는 운동을 쉬면서 얼음찜질을 하거나 압박붕대를 적당히 감아두면 좋다.

손목관절의 뼈인대 또는 연골질환 : 빨래를 비틀어 짜거나 물건을 힘주어 잡을 때 손목 바깥쪽에 통증이 느껴진다면 손목 관절의 뼈인대나 연골에 이상이 생겼다는 신호일 가능성이 높다. 관절 부위에 염증이 생겼을 때, 또는 연골이 닳거나 부스러졌을 때 통증이 오는 경우가 많으므로 반드시 병원을 찾아 진단을 받아야 한다. 초기에는 물리치료나 약물치료, 운동요법 등으로 통증과 염증을 가라앉힐 수 있지만 이 방법으로 좋아지지 않을 때는 수술로 높은 치료효과를 기대할 수 있다.

건초염 : 손목을 무리하게 사용하는 이들에게 많이 생기는 질환으로 관절 주위를 지나는 건초에 염증이 생기거나 건초가 일부 파열되는 것이다. 테니스 엘보우, 골프 엘보우도 건초염의 일종으로 정밀하게 진단하지 않으면 인대나 연골질환 등과 혼동되기 쉽다. 건초염을 예방하기 위해서는 같은 근육을 무리하게, 그리고 지속적으로 사용하는 일을 피하고 통증이 있을 때는 쉬는 것이 좋다.

손목터널 증후군 : 손의 통증과 함께 저림 증상까지 나타날 때는 손목터널 증후군일 가능성이 높다. 힘줄과 감각신경이 지나가는 손목 안쪽 터널이 무리한 손목 사용으로 부으면 이것이 신경을 압박해 통증이 나타나는 것이다. 손목을 안으로 굽힐 때 통증이 더 심해지는 증세를 보이는데 과거에는 설거지나 빨래를 많이 하는 주부들에게 많았지만 최근 컴퓨터를 사용하는 이들이 늘어나면서 다양한 층에서 발생하고 있다. 초기에는 손만 저리다가 나중에는 팔과 어깨까지 저리는 증세로 발전하기 때문에 관절염이나 혈액순환 장애로 오인하기 쉽다. 따라서 손목에 이상이 생기면 즉시 전문의를 찾아 정확한 진단을 받아야 한다.

허리에 이로운 운동 03

걷기와 달리기

걷기는 모든 운동의 기본이 되면서 가장 효과적인 운동이기도 하다. 특히 뼈를 튼튼하게 하고 허리의 유연성과 근육을 단련시키는데는 걷기와 달리기가 가장 좋은 운동이라고 할 수 있다.

걸을 때는 될 수 있는 한 빠른 걸음으로 오래 걷는 것이 좋고 달릴 때는 가볍게 조깅을 하는 기분으로 일정한 보폭을 유지하면서 심장에 무리를 주지 않도록 주의해야 한다.

그러나 요통환자나 척추수술을 받은 환자는 허리에 충격이 가해질 수 있으므로 달리기보다는 걷는 것이 안전하다. 걸을 때도 바닥이 딱딱한 신발이나 구두보다 운동화를 신는 것이 허리로 가는 충격을 줄일 수 있는 방법이며 처음부터 많이 걸으려고 무리할 필요없이 조금씩 거리와 속도를 높여나가는 식으로 몸을 적응시키는 것이 중요하다. 운동은 매일 또는 격일로 30분 정도면 되는데 일주일에 3일만 하더라도 꾸준히 하는 것이 좋다.

수영은 체중의 부담을 받지 않고 할 수 있는 운동이기 때문에 요통환자에게 특히 유리하다. 허리근육 뿐 아니라 전신의 근육을 단련시키고 관절을 유연하게 만드는 효과가 있지만 수영방법 선택에는 주의해야 한다. 물 속에서 체조를 하거나 자유영, 배영 등은 허리에 좋지만 허리 움직임이 많은 접영과 평영을 무리하게 하면 오히려 요통의 원인이 될 수 있기 때문이다. 특히 물 속에 다이빙해서 들어가는 것은 허리를 다칠 위험이 크므로 만성요통 환자에게는 절대 금물이다.

자전거 타기

실외에서 타는 것이든 실내에 고정된 것이든 자전거 타기는 허리근육과 허벅지 근육을 단련시키는데 효과적이다. 특히 좁아진 척추관을 넓히고 척추관절을 유연하게 만드는 효과가 크므로 이미 척추관이 좁아져 통증이 심한 척추관협착증 환자나 척추관절에 이상이 있는 환자들에게 더없이 좋은 운동이다.

다만 허리디스크 환자나 좌골신경통이 있는 경우에는 같은 자세로 오래 앉아있는 것이 해로우므로 자전거를 타는 동안 자주 허리를 펴주거나 엉덩이를 들어주는 것이 좋다. 운동량은 하루 30분 정도면 적당하다.

체조(스트레칭)

요통으로 병원을 찾아도 특별한 이유를 모르겠다고 하는 만성요통 환자들이나 의자에 앉은 채 지내는 시간이 많은 이들에게 특히 좋은 운동이 바로 체조다. 허리의 유연성은 물론 평소 쓰지 않던 근육까지 고루 단련시킬 기회가 되며 비뚤어진 자세를 바로잡는데도 효과적이다. 특히 누구나 손쉽게 접근할 수 있는 운동이기 때문에 누워있는 환자들도 가능한 몇 가지를 선택해 실천할 수 있다.

체조를 할 때 주의할 점은 하나하나의 동작에 최선을 다해 가능한 한 천천히 움직이는 것이다. 많은 동작을 빨리 해치우는 것보다 적은 동작을 천천히 하는 것이 운동효과가 훨씬 크다. 또 허리를 건강하게 유지하기 위해서는 다리, 목, 엉덩이 등 신체 각 부위의 힘이 받쳐주어야 하므로 요통환자라고 해서 허리운동만 하는 것은 큰 의미가 없다.

따라서 목부터 발끝까지 고루 풀어줄 수 있는 체조를 선택해 아침, 저녁으로 15분씩 하루에 30분 정도 해주면 된다. 체조만 꾸준히 실천해도 허리건강을 지킬 수 있지만 보다 적극적으로 골다공증을 예방하고 신체의 전반적인 기능을 강화시키기 위해서는 걷기나 달리기, 자전거타기 등 유산소 운동을 병행하는 것이 더욱 좋다.

허리에 해로운 운동 04

 허리가 아프다며 찾아오는 중년남성들 가운데 요통의 원인이 무리한 골프 때문인 경우가 상당히 많다. 라운딩 후 담이 결리는 것 같은 느낌이 지속되거나 허리를 제대로 쓸 수 없다고 하소연하는 이들이 대부분이고 갈비뼈에 금이 가거나 부러지는 등의 부상을 입는 경우도 종종 볼 수 있다. 특히 골프에 한참 재미를 붙여가고 있는 중이거나 유일한 취미활동이자 운동으로 골프를 즐기는 사람들일수록 이런 증상을 호소하는 경우가 많다.

 골프는 격렬한 동작을 필요로 하는 운동이 아니기 때문에 안전해 보이지만 사실은 요통 유발률이 가장 높은 운동으로 꼽힌다. 스윙을 할 때마다 척추와 골반이 뒤틀리면서 심한 스트레스 상태가 되기 때문이다. 특히 척추의 노화현상으로 관절의 탄력성이 떨어지고 디스크도 약해진데다가 평소 운동부족으로 근력마저 약해져 있기 십상인 중년층 이상의 남성들이 허리를 무리하게 회전시키면서 골프를 장기간 즐기게 되면 반드시 척추손상이 오고 요통이 발생하게 돼 있다.

따라서 평소 요통이 있었거나 척추관절의 이상, 또는 디스크 이상증세를 가지고 있었던 이들이 골프를 안전하게 즐기기 위해서는 충분한 주의를 기울여야 한다. 또 평소 허리건강을 자부하는 사람이라도 스윙 중 부상을 예방하기 위한 기본수칙 정도는 알아두고 실천하는 것이 현명하다.

골프로 인한 요통 및 부상 방지를 위한 기본수칙

① 허리의 근력과 유연성을 강화시킨다

골프 후 요통이 생기거나 스윙을 하다가 허리를 삐끗하는 부상을 당하는 것은 모두 허리의 근력과 유연성이 떨어져 있기 때문이다. 스윙 동작은 평소에는 잘 쓰지 않는 근육을 사용하게 되므로 평소 허리근육을 단련시켜 두지 않으면 부상을 당하기 쉽다. 따라서 허리 돌리기, 허리 틀기, 허리 굽히기 등 허리의 근력과 유연성을 기를 수 있는 운동을 꾸준히 해두는 것이 중요하다.

② 골프를 시작하기 전 허리를 충분히 풀어준다

골프장에 도착하면 우선 가벼운 스트레칭을 하는 습관을 갖는 것이 좋다. 스트레칭은 근육의 긴장을 풀어주고 허리의 운동범위를 넓혀주므로 골프 후 요통이나 부상을 방지하는데 효과적이다. 또 골프를 치는 동안에는 몸을 계속 한쪽 방향으로만 회전시키게 되므로 골프를 치는 중간이나 골프가 끝난 후 간단한 체조 등을 해줌으로써 스트레스 상태를 풀어주어야 한다.

③ 지나친 스윙연습을 피한다

스윙연습만을 무리하게 하면 허리가 건강한 사람이라도 요통이 발생할 수 있다. 따라서 실내 연습장에서 스윙연습만 하는 것보다는 필드에 나가 걷는 기회를 자주 갖는 것이 좋다. 필드에 나갈 실력이 채 갖춰지기 전이라면 스윙연습을 1시간 이내로 제한하고 스트레칭이나 걷기, 달리기 등의 운동을 병행해야 허리건강을 지킬 수 있고 기초체력이 보강돼 골프실력도 향상된다.

④ 정확한 스윙자세를 익힌다

잘못된 스윙자세도 요통이나 부상의 원인이 된다. 골프를 하다가 갈비뼈에 금이 가거나 부러지는 경우는 대개 자신도 모르는 사이 잘못된 자세로 오랫동안 스윙연습을 했기 때문이다. 아마추어 골퍼들이 취하기 쉬운 대표적인 잘못된 자세는 반대쪽 다리로 체중이동을 제대로 하지 않는 것이다. 다운스윙 시 상체를 틀어올리기 전에 반드시 반대쪽 무릎과 발로 체중을 이동시켜야 허리가 받는 부담을 줄일 수 있어 부상을 방지할 수 있다.

⑤ 통증이 있을 때는 휴식을 취한다

골프를 하게 되면 옆구리와 허리가 결리고 팔꿈치와 손목이 시큰거리는 등의 증상이 주로 나타난다. 골프를 처음 시작한 사람일수록 이런 증상이 더 심하게 나타나는 것이 특징인데 이때 통증을 참고 무리하게 골프를 계속하게 되면 증상을 악화시키는 요인이 될 수 있다. 따라서 통증이 있을 때는 하루 이틀 정도 휴식을 취해 갑작스러운 운동으로 무리했던 근육을 쉽게 해주는 것이 좋다. 특히 요통이 있을 때는 통증이 해소될 때까지 휴식을 취하고 허리근육을 강화시킬 수 있는 운동을 시작해야 한다.

볼링

 골프와 마찬가지로 볼링도 허리에 심한 스트레스를 주는 운동에 속한다. 무거운 공을 한쪽 손으로 들고 허리를 심하게 비틀면서 던지는 동작을 취할 때마다 척추관절과 디스크에 충격이 가해지기 때문이다. 더구나 평소 척추관절과 디스크에 이상이 있었던 사람이라면 이런 동작으로 인해 관절을 삐끗하거나 디스크가 파열되는 등의 손상을 입을 수도 있으므로 대단히 위험한 운동이라고 할 수 있다.

 그러나 볼링이 허리건강에 좋지 않다고 해서 허리에 이상이 없는 사람들까지도 볼링을 멀리할 필요는 전혀 없다. 볼링을 즐기되 허리에 무리를 주지않을 정도로 가볍게, 그리고 체중에 맞는 무게의 공을 사용하고 불필요하게 허리를 비트는 동작을 취하지 않도록 주의하면 그리 문제될 것이 없다.

 어떤 운동이든 마찬가지지만 특히 허리를 비틀면서 하는 운동을 하기 전에는 반드시 허리를 풀어주어야 척추손상의 위험을 줄일 수 있다.

테니스와 배드민턴

테니스와 배드민턴 뿐 아니라 라켓볼, 스쿼시처럼 라켓을 이용한 스포츠도 허리에는 그다지 좋은 운동이 되지 못한다. 강한 서브를 위해 허리를 뒤로 젖히는 동작이나 공의 방향을 따라가려고 갑자기 허리를 비트는 동작 등이 모두 척추관절과 디스크에 충격을 주게 되며 근육을 삐끗하거나 인대를 늘어나게 하는 원인이 될 수 있다. 또 라켓을 계속 휘두르는 동작 때문에 손목이나 팔꿈치 부위의 통증을 유발할 수도 있다.

따라서 척추질환을 앓고 있는 사람들은 되도록 하지 않는 편이 좋고 정 하고 싶으면 허리를 충분히 풀어준 다음 가볍게 즐기되 통증이 느껴질 때는 즉시 중단해야 한다. 라켓을 이용한 스포츠는 계속 뛰어다녀야 하는 특성이 있으므로 신발 선택도 중요하다. 충격을 흡수할 수 있는 운동화를 착용해 무릎관절과 척추관절, 디스크에 가해지는 충격을 덜어주어야 한다.

허리의 유연성과 근력을 기르는 체조 05

허리근력을 길러주는 체조

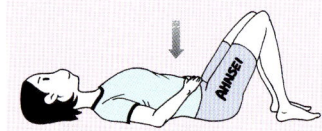

배에 힘주고 아래로 당기기
무릎 붙이기
허리 바닥에 붙이기

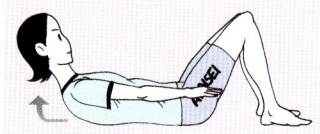

머리들어 무릎보기
팔은 다리쪽으로 뻗기
양 무릎 붙이기

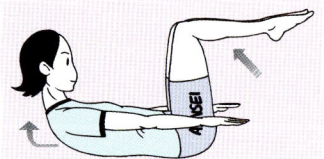

무릎 직각 만들기
머리 들어 무릎보기
팔은 다리쪽으로 뻗기

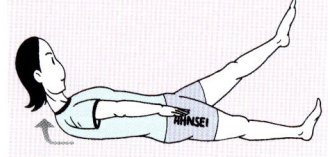

양다리 무릎 펴기
머리 들어 발 보기
팔은 다리쪽으로 뻗기

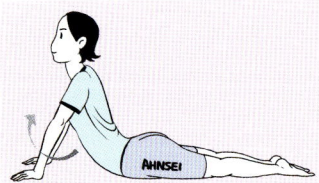

통증없는 범위에서 팔 뻗기
팔꿈치 펴기
골반 붙이기

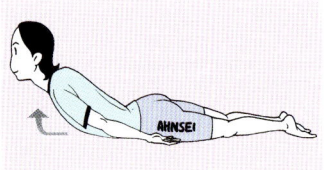

가슴들기
팔은 다리쪽으로 뻗기
시선 정면보기

05 허리의 유연성과 근력을 기르는 체조

운동횟수 및 강도

◆ 하루 1~2회 실시

◆ 운동시간 4~6초 지속 유지

◆ 반복 3~6회 실시

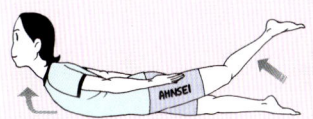

통증없는 범위에서 다리 들기
가슴들기
시선 정면보기

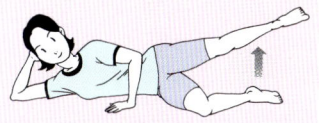

편 다리 골반 높이로 들기
양팔에 힘 빼기
바닥에 닿은 다리 무릎 구부리기

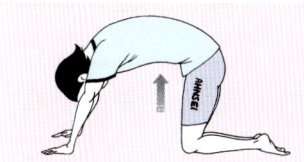

등 들어 올리기
다리 움직이지 않기
양 팔꿈치 펴기

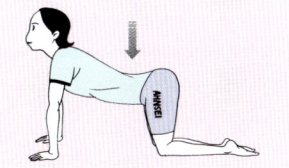

숨 내쉬며 허리 내리기
다리 움직이지 않기
양 팔꿈치 펴기

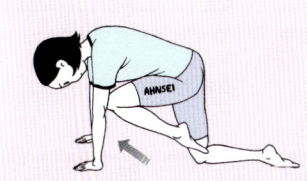

팔꿈치 펴기
무릎 가슴 붙이기
시선 바닥보기

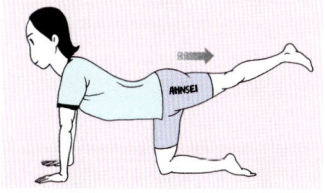

팔꿈치 펴기
시선 정면보기
양쪽 엉덩이 높이 같게

허리유연성을 길러주는 체조

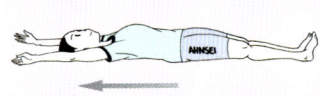

온 몸에 힘 빼기
팔을 위로 쭉 뻗기
고개 가운데로 유지

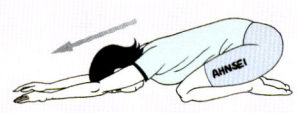

팔을 멀리 뻗기
엉덩이 내리기
어깨 눌러 주기

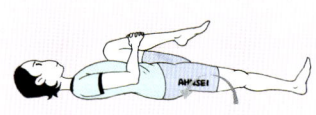

굽힌 다리 힘 빼기
한쪽 무릎을 가슴쪽으로 당기기
편 다리 오금 땅 붙이기

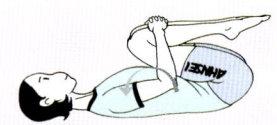

두 다리 힘 빼기
두 무릎 가슴쪽으로 당기기
엉덩이 힘 빼기

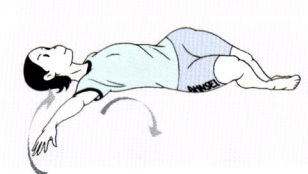

무릎 한쪽 방향으로 힘없이 넘기기
두 손바닥 땅에 붙이기
시선은 무릎 반대방향 보기

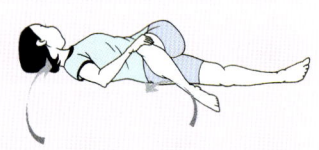

넘긴 다리를 반대 손으로 당기기
반대 다리는 무릎 펴기
시선은 접은 다리 반대방향 보기

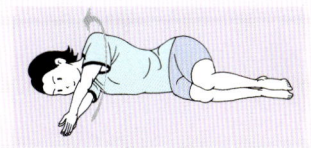 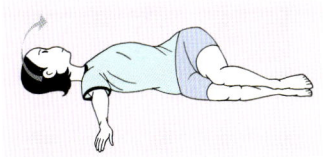

무릎을 직각되게 하기
손바닥 마주 보기
어깨선 수평으로 유지

무릎 붙이기
양팔 바닥 붙이기
시선은 무릎 반대방향 보기

알아둘 사항

- ◆ 꾸준하고 규칙적으로 실시
- ◆ 동작은 정확한 방법으로 실시
- ◆ 운동강도 처음은 약하게 나중은 강하게
- ◆ 통증없는 범위에서 실시

운동횟수 및 강도

- ◆ 하루 1~2회 실시
- ◆ 운동시간 10~20초 지속 유지
- ◆ 반복 1~3회 실시

목을 튼튼하게 하는 체조

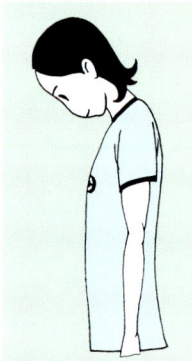

상체 굽히지 않기
턱 아래로 당기기
몸에 힘 빼기

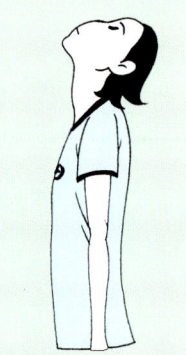

천천히 고개 뒤로 젖히기
어깨 올리지 않기
몸에 힘 빼기

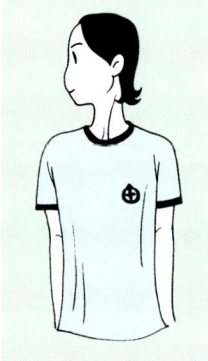

천천히 고개 옆으로
돌리기
어깨 수평 유지하기
몸에 힘 빼기

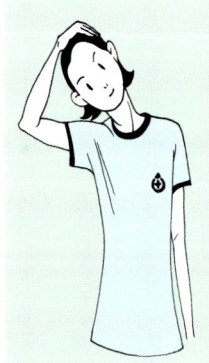

팔 힘으로만 당기기
고개 어깨선과 수평 유지
상체 움직이지 않기

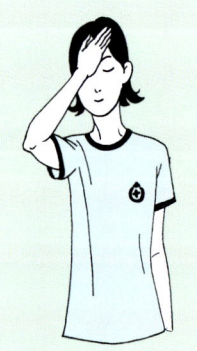

손바닥은 고정
이마로만 앞으로 밀기
고개 움직이지 않기

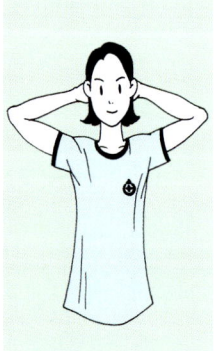

두 팔은 고정
뒷 머리로만 밀기
고개 움직이지 않기

05 허리의 유연성과 근력을 기르는 체조

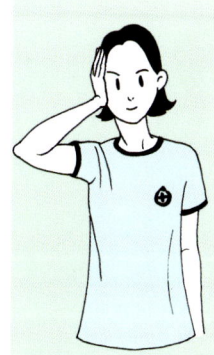 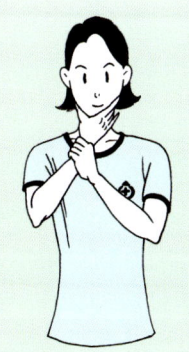 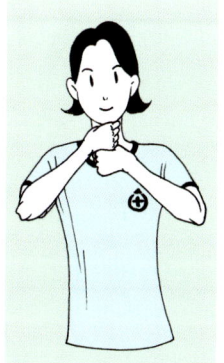

손바닥과 팔 고정
머리 측면으로 밀기(양측)
고개 움직이지 않기

두 손으로 턱 고정
턱으로만 밀기
고개 움직이지 않기

두 주먹으로 턱 아래 고정
고개 턱 아래로 밀기
고개 움직이지 않기

알아둘 사항

- ◆ 꾸준하고 규칙적으로 실시
- ◆ 동작은 정확한 방법으로 실시
- ◆ 운동강도 처음은 약하게 나중은 강하게
- ◆ 통증없는 범위에서 실시

운동횟수 및 강도

- ◆ 하루 1~2회 실시
- ◆ 운동시간 6~8초 지속 유지
- ◆ 반복 2~4회 실시

목의 긴장을 풀어주는 체조

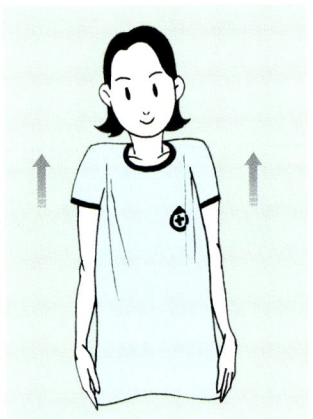

상체 굽히지 않기
턱 아래로 당기기
몸에 힘 빼기

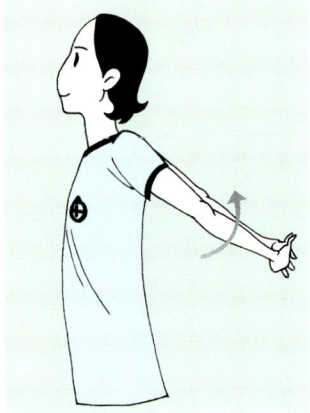

두 손 깍지 끼기
등 뒤로 팔 올리기
상체 굽히지 않기

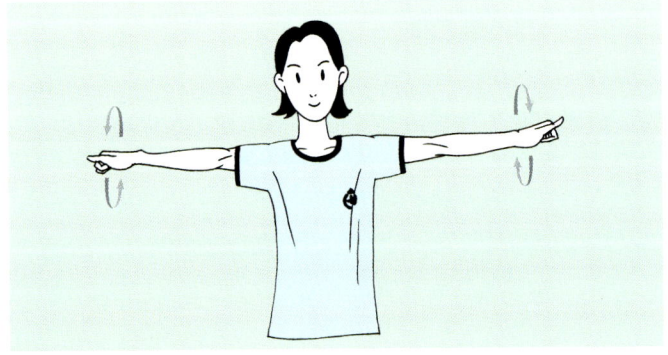

양팔 어깨와 수평 유지
팔에 힘 빼고 어깨로 돌리기
고개 정면 보기

05 허리의 유연성과 근력을 기르는 체조

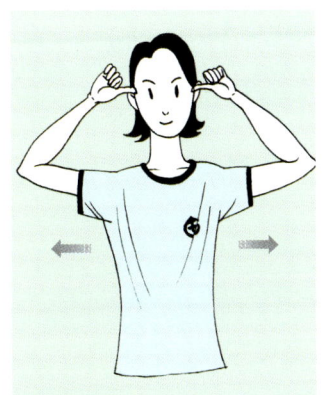

팔꿈치 어깨와 수평 유지
고개 정면보기
팔에 힘 빼기

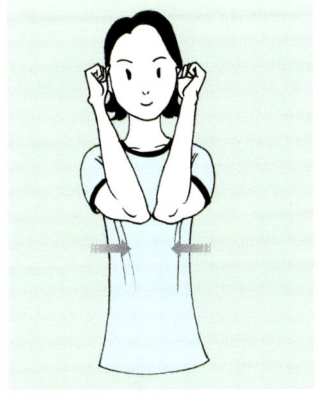

팔꿈치 모으기
손목 굽히지 않기
고개 정면 보기

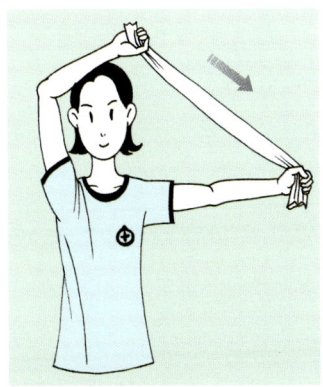

편 팔 아래로 당기기
두 팔 어깨선과 수평
굽힌 팔 힘 빼기

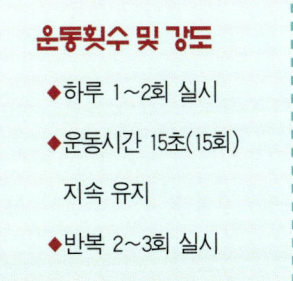

운동횟수 및 강도

- 하루 1~2회 실시
- 운동시간 15초(15회) 지속 유지
- 반복 2~3회 실시

허리를 보호하기 위한 바른자세 06

 허리건강을 지키는데 운동만큼 중요한 조건이 바른 자세를 유지하는 것이다. 허리는 사람이 아무리 사소한 동작을 취해도 그에 따라 척추뼈, 디스크, 인대, 관절, 주변 근육들 하나하나가 영향을 받게 된다. 특히 디스크의 반응은 상당히 예민해서 같은 자세라도 등을 곧추세우는지, 구부정하게 만드는지에 따라 디스크의 모양이 수시로 변한다. 이처럼 디스크가 늘 탱탱한 상태를 유지하면서 원활하게 모양을 바꾸는 한 척추뼈는 웬만한 충격으로부터 안전하게 보호될 수 있다.

 그러나 아무리 탱탱한 공이라도 계속 발로 짓누르고 찌그러뜨리기를 반복하면 언젠가는 바람이 조금씩 빠져나가면서 모양이 찌그러지는 것처럼 바르지 못한 자세를 지속적으로 유지하면 디스크도 견디지 못하고 척추뼈 바깥으로 밀려나거나 바람이 빠지듯 디스크 속의 수핵이 터져버리게 된다. 바르지 못한 자세는 공을 발로 짓누르고 찌그러뜨리는 것과 같은 압력을 디스크에 가하기 때문이다.

디스크만큼 예민하지는 않아도 척추 주변의 관절과 인대, 근육들도 자세의 영향을 받아 늘어나거나 굳어버림으로써 요통의 원인이 된다. 그러나 사람의 자세는 대부분 습관으로 굳어져 있기 때문에 늘 신경쓰고 조심하지 않으면 바른 자세를 유지한다는 것이 그리 쉬운 일만은 아니다. 또 자신의 자세습관이 잘못된 것이라는 사실을 모른 채 살아가는 사람들도 상당히 많다.

요통환자들 중 일부는 잘못된 자세를 교정하는 것만으로도 요통을 해소할 수 있을만큼 바른 자세를 갖는 것이 중요하다. 따라서 자신의 자세습관 중 요통의 원인이 될만한 자세를 교정하려는 노력이야말로 허리건강을 위한 첫걸음이라고 할 수 있을 것이다.

의자에 앉아있을 때

사람의 자세 중 디스크에 가장 큰 압력과 스트레스를 가하는 자세가 바로 의자에 구부정하게 앉는 것이다. 서 있는 것보다 의자에 앉아있는 자세가 허리에 무리를 가하게 되므로 앉아있을 때도 똑바로 서 있을 때처럼 척추가 S자 굴곡을 유지할 수 있도록 주의해야 한다. 이를 위해서는 앉는 자세도 중요하지만 의자의 모양이나 크기도 많은 영향을 미친다.

- 의자는 허리 윗부분까지 등받이가 있는 것이 좋다. 등받이가 없거나 너무 낮은 의자는 허리를 피곤하게 만들고 반대로 너무 높아서 목이나 머리가 파묻힐 정도가 되면 바른 자세를 유지하기 힘들다.

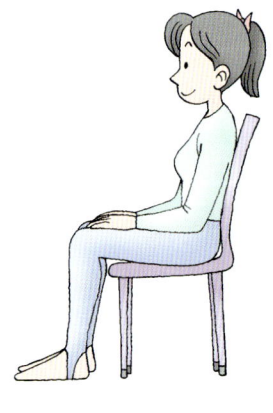

- 등받이는 척추의 S자 곡선을 받쳐줄 수 있어야 한다. 만약 등받이가 직각이라면 허리 부분에 쿠션을 받쳐서라도 척추의 자연곡선을 유지시켜야 한다.

- 의자에 앉을 때는 엉덩이를 의자 안쪽으로 바싹 밀어넣은 다음 등을 곧추세워 허리가 의자와 직각을 이루도록 한다. 의자 끝에 걸터 앉거나 등받이에서 등이 떨어지도록 상체를 앞으로 기울이면 긴장성 근육통의 원인이 된다.
- 의자에 앉았을 때 다리 높이는 엉덩이보다 약간 높은 정도가 적당하고 발바닥이 땅에 닿아야 한다. 의자가 높을 때는 발 밑에 받침대를 놓거나 다리를 꼬아서라도 엉덩이보다 다리를 높여야 피로감이 덜하다.
- 의자에 앉아 책상을 사용해야 할 때는 의자를 되도록 책상에 밀착시켜 몸을 기울이지 않고도 업무를 보거나 공부를 할 수 있도록 한다. 이때 책상 높이가 너무 높거나 낮아도 허리에 부담을 줄 수 있으므로 의자에 앉았을 때 팔꿈치보다 약간 높은 정도가 적당하다.

자리에서 일어날 때

자리에서 일어나다가 허리를 삐끗하는 사람이 의외로 많다. 평소 허리운동에 소홀해 유연성과 근력이 떨어지는 사람이나 나이 든 사람들에게 자주 발생하므로 주의해야 한다.

- 의자에서 일어날 때 엉덩이를 갑자기 떼지 않는다. 손으로 무릎을 짚으면서 일어나거나 다리부터 일어날 준비를 하는 것이 좋다. 몸을 옆으로 틀면서 일어나는 것은 허리가 뻣뻣한 사람들에게 위험하다.

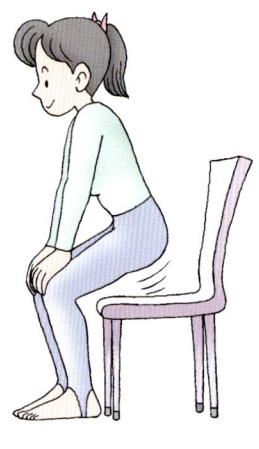

- 바닥에서 몸을 일으킬 때도 손으로 바닥으로 짚은 다음 다리부터 일으키고 허리를 틀지 않는다.
- 특히 잠자리에서 몸을 일으킬 때 누워있는 자세에서 상체를 벌떡 일으키기거나 준비없이 몸을 움직이게 되면 밤새 굳어있던 근육 때문에 허리를 다칠 위험이 크다. 누운 자세에서 기지개를 한편 펴주고 몸을 이리저리 움직인 다음 무릎을 세워 옆으로 돌아누운 자세에서 바닥을 짚고 천천히 일어난다.

서 있거나 걸을 때

서 있거나 걸을 때는 디스크가 받는 압력이 낮기 때문에 허리의 피로가 덜하다. 그러나 척추의 S자 곡선을 유지하지 못하는 자세, 즉 엉거주춤한 자세나 몸이 앞 또는 뒤로 기울어진 자세는 요통의 원인이 되므로 바른 자세를 유지하는 것이 중요하다.

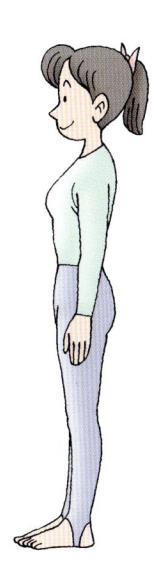

- 턱을 가슴 쪽으로 잡아당기면서 아랫배는 집어넣고 엉덩이는 당겨 올린다는 기분으로 힘을 주면서 서 있거나 걸어야 척추의 S자 곡선이 유지된다. 이때 가슴을 너무 내밀게 되면 허리가 뒤로 휘는 자세를 취하게 되므로 가슴을 지나치게 내밀지 않도록 주의한다.
- 오랫동안 서 있어야 할 때는 한쪽 다리를 받침대 위에 올려놓아 허리의 긴장을 풀어주는 것이 좋다.
- 걸을 때는 양 팔을 자연스럽게 흔들어주고 어깨에 힘이 들어가지 않도록 주의한다.

- 하이힐은 허리를 뒤로 휘게 만들므로 굽이 낮으면서 쿠션이 있는 신발을 착용하는 것이 안전하다.

누워 있거나 잠을 잘 때

 누워있는 자세는 체중을 전신으로 분산시켜 허리가 받는 압력을 줄여주기 때문에 허리를 가장 편하게 만드는 자세라고 할 수 있다. 이때도 역시 척추의 S자 곡선이 유지되도록 해야 허리에 쌓인 피로를 풀 수 있으므로 침구선택이나 바른자세를 유지하는데 주의를 기울여야 한다.

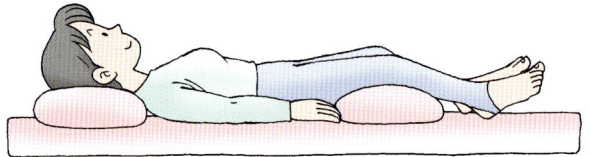

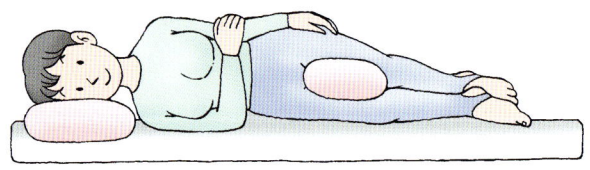

- 너무 푹신한 침구도 해롭지만 맨 바닥이나 지나치게 딱딱한 침구도 좋지 않다. 탱탱한 느낌이 나는 정도의 요나 매트리스를 사용하는 것이 적당하다.
- 똑바로 누워있을 때는 허리 밑에 쿠션을 받쳐주면 좋다. 이때 쿠션이나 베개가 너무 높지 않도록 주의한다.
- 똑바로 눕는 자세보다 옆으로 돌아누운 자세가 허리를 더욱 편하게 하는 방법이다. 돌아누웠을 때 위로 올라오는 다리를 살짝 구부려주거나 다리 사이에 푹신한 쿠션을 끼워주면 더욱 좋다.
- 엎드리는 자세는 요통환자 뿐 아니라 허리가 건강한 사람에게도 절대 금물이다. 엎드린 자세에서는 반드시 목을 옆으로 비틀게 돼 있고 허리굽이도 비정상적으로 변하게 돼 있어 경추통과 요통의 원인이 된다.
- 텔레비전을 보거나 책을 본다고 누운 자세에서 베개만 높이 베는 것은 상당히 위험하다. 아예 몸을 일으키거나 옆으로 돌아누운 자세를 취하는 것이 낫고 돌아누운 자세를 취할 때도 수시로 방향을 바꿔주는 것이 좋다.

물건을 들 때

젊은 사람이나 허리가 건강한 사람이라도 물건을 드는 동작으로 인해 허리를 다치는 경우가 드물지 않다. 특히 허리건강을 자신하면서 무거운 물선을 번쩍 들어나르는 행동은 상당히 위험하다. 요통환자들 가운데 많은 수가 평소 허리건강을 자신하다가 순간의 실수로 허리를 다치는 경우에 해당된다. 물건은 허리의 힘이 아니라 무릎의 반동과 힘으로 드는 것이라는 사실을 명심하면 허리를 다칠 위험을 줄일 수 있다.

● 물건을 들어올릴 때는 먼저 들어올릴 물건 앞에 쪼그려

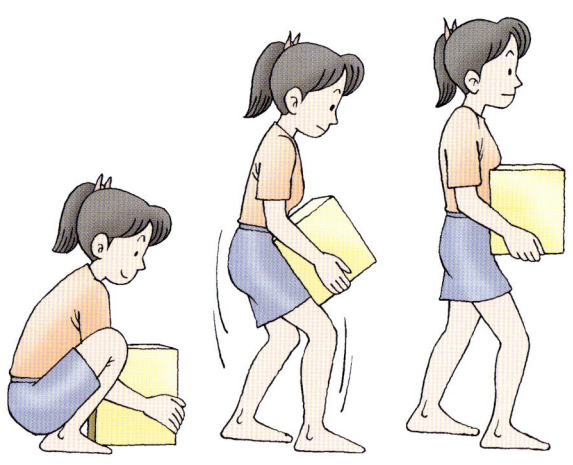

앉은 다음 물건을 들고 무릎의 힘으로 일어서야 한다. 허리만을 굽혀 물건을 들어올리면 자신의 체중과 물건의 무게를 허리가 고스란히 감당할 수밖에 없고 허리도 지나치게 굽혔다가 갑자기 펴는 동작을 취하게 되므로 허리를 다칠 가능성이 높아진다.

- 바닥에 떨어진 물건을 집을 때 허리만 굽히지 말고 반드시 무릎까지 같이 굽혀주어야 한다.
- 의자에 앉은 자세에서 바닥의 물건을 집을 때 허리를 비트는 동작은 아주 위험하다. 이때는 의자에서 내려와 무릎을 굽히면서 물건을 집는 것이 가장 좋고 이것이 귀찮다면 허리를 비틀지 않도록 의자 위치라도 돌려주어야 한다.

세수를 하거나 머리를 감을 때

요통환자, 특히 허리디스크 환자들이 일상생활에서 가장 힘들어하는 동작이 세수를 하거나 머리를 감을 때 허리를 굽히는 동작이다. 허리를 굽히면 디스크의 압력이 높아져 통증이 따르기 때문이다. 특히 머리를 감을 때는 허리를 더 깊이 숙여야 하므로 통증 때문에 고통스럽다는 환자들도 적지 않다. 단순히 통증만 따르는 정도라면 참을 수도 있겠지만 허리를 굽히는 동작을 취하다가 자칫하면 디스크가 파열되는 사태를 초래할 수도 있으므로 주의해야 한다.

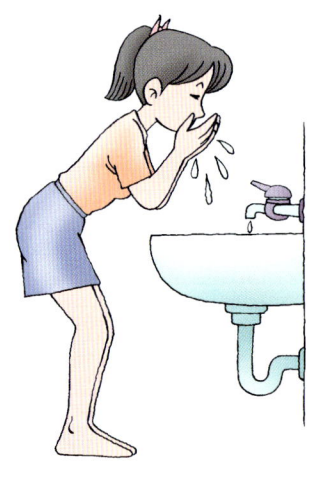

- 세수를 할 때 허리만 구부리지 말고 무릎까지 살짝 구부려주면 허리로 쏠리는 압력이 줄어들어 통증이 덜하고 허리를 다칠 위험도 적어진다.
- 바닥에 쪼그려 앉아 머리를 감는 동작은 상당히 위험하다.

머리를 감을 때는 고개를 앞으로 숙이는 것보다 뒤로 젖히는 자세가 안전하므로 되도록 샤워를 하면서 서서 머리를 감는 것이 좋다.

운전을 할 때

운전을 할 때는 같은 자세를 오랫동안 유지하게 되므로 요통이나 경추통이 발생하기 쉽다. 따라서 되도록 허리와 목에 부담이 덜한 자세를 취하도록 하고 장시간 운전하는 것은 피해야 한다.

- 운전석에 앉을 때도 척추의 S자 곡선이 유지되도록 해야 한다. 이를 위해서는 등받이를 너무 세우거나 눕히지 말고 허리 부분에는 쿠션을 대주는 것이 좋다. 또 엉덩이를 의자 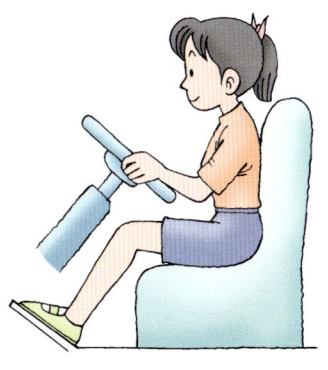 안쪽에 밀착시킨 후 반드시 안전벨트를 해줘야 운전 중 몸이 등받이에서 떨어지거나 앞으로 숙여지는 자세를 피할 수 있다.
- 운전석에 앉았을 때 다리의 각도는 60도를 유지하는 것이 좋다. 따라서 자신의 다리 길이를 감안해 의자의 위치를 조절해야 한다.

- 아무리 좋은 자세를 유지하더라도 장시간 앉아서 운전하는 자세는 허리에 무리를 가져오게 되므로 1시간 이상 운전하는 것은 좋지 않다. 운전하는 틈틈이 10분 정도 휴식을 취하고 쉬는 동안에는 스트레칭을 해주거나 한쪽 다리를 높은 곳에 올려놓고 풀어주는 것이 좋다.

아기를 안을 때

아기를 안는 것도 허리에 상당히 부담을 주는 동작이다. 특히 조금 큰 아기를 안게 되면 아기의 체중을 지탱하기 위해 허리를 뒤로 젖히거나 옆으로 비트는 자세를 취하기 때문에 관절과 디스크에 손상이 오기 쉽다. 이 때문에 아기를 키우다가 디스크에 걸렸다는 주부들을 많이 만나게 된다.

- 아기는 안는 것보다 등에 업는 것이 좋다. 업을 때도 손으로만 아기를 받치게 되면 허리를 앞으로 구부려야 하므로 포대기나 아기를 업는 배낭을 사용해 아기의 체중을 지지해주는 것이 바람직한 방법이다.
- 앞으로 안아야만 할 상황이라면 반드시 아기 운반배낭을 사용하는 것이 안전하다. 이때도 아기의 무게 때문에 허

리를 뒤로 젖히지 않도록 주의해야 한다.

- 아기를 들어올릴 때도 물건을 들어올릴 때처럼 몸을 낮추고 무릎을 구부린 자세에서 다리의 힘으로 일어서야 한다.

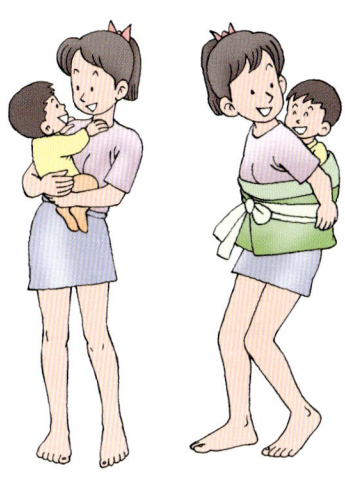

- 아기를 옮겨눕히면서 허리를 심하게 비트는 동작도 위험하므로 허리만 틀지 말고 몸 전체를 돌려 아기를 들어올리거나 눕혀야 한다.

가사일을 할 때

 가사일 중에는 유난히 엉거주춤한 자세를 취하게 하는 동작들이 많다. 게다가 날마다 반복되기 때문에 습관으로 굳어져 무의식 중에 잘못된 자세를 거듭 반복함으로써 허리를 상하는 결과를 낳기 십상이다. 주부들에게 요통이 많고 나이가 들어 허리가 쉽게 구부정해지는 것도 가사일을 하면서 수십년간 반복된 잘못된 자세 때문이다.

- **설거지나 조리를 할 때** : 몸을 숙이지 말고 허리를 곧추세운 자세를 유지하고 발 밑에 받침대를 놓아 다리를 교대로 받침대 위에 올리면 허리의 부담을 많이 줄일 수 있다.

- **청소를 할 때** : 진공청소기든 빗자루든 되도록 자루가 긴 도구들을 사용해 허리를 많이 굽히지 않고도 청소를 할 수 있도록 한다. 다리를 모은 채 도구를 사용하는 것보다 한쪽 다리를 앞으로 내밀고 무릎을 굽혀가면서 사

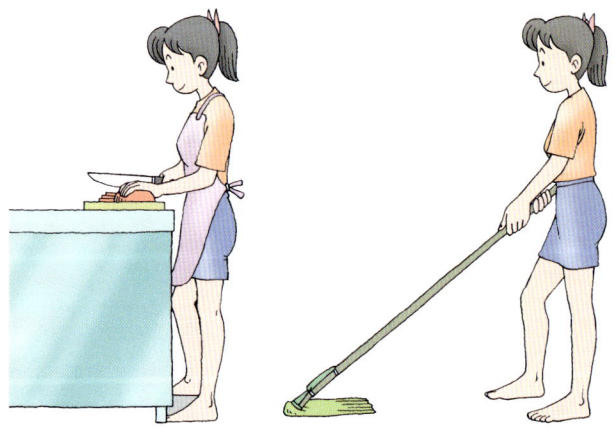

용하는 것이 좋다.

- **세탁기에서 빨래를 꺼낼 때** : 세탁기가 깊기 때문에 손으로 빨래를 꺼내려고 들면 허리를 많이 굽힐 수밖에 없다. 손 대신 막대기를 이용하거나 받침대를 딛고 올라서서 허리를 굽히는 것이 안전하다.
- **냉장고에서 물건을 꺼낼 때** : 냉장고에서 물건을 꺼낼 때도 엉거주춤한 동작을 취하기 십상이므로 아랫쪽에 있는 물건은 무릎을 꿇고 앉은 자세에서 꺼내고 중간에 있는 물건은 무릎을 굽힌 상태에서 꺼낸다.
- **걸레질을 할 때** : 엎드려서 하는 걸레질은 허리에 상당한 부담을 주게 된다. 따라서 되도록 자루가 긴 봉걸레를 이용하는 것이 좋고 손걸레를 이용할 때는 걸레질을 하는 틈틈이 허리를 펴주도록 한다.
- **높은 곳의 물건을 내릴 때** : 발꿈치를 든 상태에서 아슬아슬한 자세로 물건을 내리면 다리가 지탱할 수 있는 힘이 약해져 허리를 다치는 원인이 된다. 따라서 반드시 받침대를 사용해 안정된 자세에서 물건을 내리도록 주의해야 한다.

허리에 이로운 식품

우유 및 유제품

칼슘은 뼈를 구성하는데 없어서는 안될 주요 성분이지만 우리 몸에서 만들어지지 않기 때문에 반드시 음식을 통해 매일 섭취해 주어야 한다. 칼슘이 다량 함유된 식품 중 흡수율이 높은 것으로는 우유 및 유제품이 최고로 꼽힌다. 특히 우유는 성인들의 경우 하루 2~3컵은 마시는 것이 좋은데 우유가 몸에 맞지 않는 경우라면 대신 요구르트나 치즈를 먹어도 상관없고 저지방 우유나 탈지우유로 대체하면 우유가 몸에 맞지 않아 탈이 날 가능성을 줄일 수 있다. 어린이, 청소년, 임산부, 노인, 골다공증 환자 등은 특히 다른 이들에 비해 많은 양의 칼슘을 섭취할 수 있도록 노력해야 한다.

뼈째 먹는 생선

멸치, 새우, 뱅어포처럼 뼈째 먹을 수 있는 생선도 아주 좋은 칼슘 공급원이다. 특히 우유나 유제품을 자주 섭취하지 못하는 경우라면 뼈째 먹는 생선이라도 꾸준히 섭취하도록 노력하는 것이 중요하다.

해조류 및 해산물

미역, 김, 파래, 다시마와 같은 해조류와 굴, 새우를 비롯한 각종 해산물에도 질 좋은 칼슘이 다량 함유돼 있다. 특히 해조류는 칼슘을 함유하고 있는 다른 식품들에 비해 지방 함유량이 상당히 낮은 반면 불포화지방산과 식이섬유, 비타민 A를 상대적으로 많이 함유하고 있기 때문에 변비예방과 노화방지에 좋은 식품으로 알려져 있다.

채소 및 과일

푸른 잎 채소에도 칼슘성분이 많이 들어있기는 하지만 흡수율이 높은 편은 아니다. 특히 시금치, 케일과 같은 채소는 오히려 칼슘흡수를 저하시키는 역할을 하므로 칼슘섭취라는 측면에서 본다면 푸른 잎 채소는 허리건강에 그리 좋은 식품이라고 할 수 없다. 그러나 모든 신체기능이 원활하게 돌아가야 궁극적으로 허리건강도 지킬 수 있기 때문에 비타민이 다량 함유된 채소 및 과일을 충분히 섭취해 주어야 한다. 그밖에 버섯, 감자, 토란, 현미를 비롯한 통곡식 등도 생체활동과 배변기능을 돕는 중요한 비타민 공급원이다.

두부 및 콩제품

척추건강은 뼈만 튼튼하다고 해서 유지되는 것이 아니다. 척추를 받치고 있는 근육도 튼튼하고 탄력이 있어야 척추가 지탱해야 할 하중을 분담할 수 있을 뿐 아니라 곧은 척추를 지탱할 수 있다. 따라서 근육을 구성하는 단백질의 섭취도 중요하다. 단백질은 육류와 달걀흰자, 흰살생선 등에 많지만 동물성보다는 식물성에서 많은 양을 공급받는 것이 좋다. 특히 과도한 육류섭취는 칼슘을 배설시켜 칼슘 부족현상을 초래할 수 있으므로 지나친 양을 섭취하지 않도록 주의해야 한다. 두부나 콩으로 만든 각종 식품, 두유 등을 규칙적으로 섭취하면 굳이 육류를 먹지 않더라도 충분한 양을 공급받을 수 있다.

비타민 D

섭취한 칼슘을 뼈로 보내기 위해서는 반드시 비타민 D 성분이 필요하다. 비타민 D의 훌륭한 공급원은 햇빛이지만 현대인들은 충분한 양의 햇빛을 쪼이기가 쉽지 않을 뿐 아니라 햇빛을 통해 공급되는 비타민 D는 하루 필요량에 미치지 못하는 경우가 대부분이다. 따라서 음식을 통해 부족한 부분을 보충해줄 필요가 있는데 가장 좋은 공급원은 육류의 간, 참치, 정어리, 달걀노른자, 마른 표고버섯 등이다. 그러나 비타민 D를 지나치게 섭취하면 뼈를 석회화시키고 신장에 부담을 줄 수 있으므로 적당량 이상은 넘지 않도록 주의해야 한다.

허리에 해로운 식품 08

카페인

 커피, 홍차, 콜라와 같은 카페인 음료는 뼈 속의 칼슘을 녹여 몸 밖으로 배설시키는 역할을 하므로 척추건강을 생각한다면 피하는 것이 좋은 기호식품들이다. 칼슘을 아무리 많이 섭취해도 카페인 음료를 즐겨 마신다면 소용이 없기 때문이다. 특히 성장기 청소년들이 카페인 음료를 즐겨 마시게 되면 전체적으로 뼈가 약해질 뿐 아니라 칼슘 부족으로 뼈가 제대로 형성되지도 않아 성장에 심각한 장애를 일으킬 수도 있다.

술

 술은 적당량 마시면 혈액순환을 돕고 근육의 긴장을 풀어주어 건강에 좋지만 지나치면 독이 되는 대표적인 기호식품이다. 술 역시 카페인 음료와 마찬가지로 뼈 속에서 칼슘을 빠져나가게 하는 역할을 하기 때문이다. 또 과도한 음주로 근육이 지나치게 풀리면 척추를 지지할 힘이 떨어져 디스크와 인대, 관절 등에 무리를 주게 된다. 따라서 술은 도수가 낮은 맥주나 포도주 등으로 선택해 하루에 한 잔 이상 마시지 않도록 주의하는 것이 좋다.

담배

 흡연도 만성 요통 및 척추질환의 주요 요인이다. 담배를 피우면 혈액 중의 일산화탄소량이 증가돼 혈액순환이 떨어지게 되는데 이렇게 되면 척추의 혈액순환 및 영양공급 능력도 저하될 수밖에 없다. 그리고 척추뼈로부터 영양을 공급받아야 할 디스크에도 영향을 미쳐 디스크가 약해지거나 변성되는 요인이 된다. 그밖에 담배는 칼슘을 비롯한 뼈 속의 무기질

성분을 배설시켜 골다공증을 유발하기도 하고 흡연으로 인한 만성기침이 허리에 충격을 주기도 하므로 허리가 좋지 않은 사람이라면 반드시 담배는 끊어야 한다.

패스트푸드

햄버거, 피자, 거리에서 파는 튀김음식 등 패스트푸드도 척추건강에 해로운 식품의 대표적인 예라고 할 수 있다. 이들 식품을 주식처럼 섭취하면 심각한 영양불균형을 초래할 뿐 아니라 과도한 지방 및 염분 섭취로 건강을 해칠 우려도 상당히 높다. 지방은 혈액 중의 콜레스테롤 수치를 높여 혈액순환을 방해하고 염분은 뼈 속에서 직접 칼슘을 녹여내는 역할을 한다.

| 2장 |

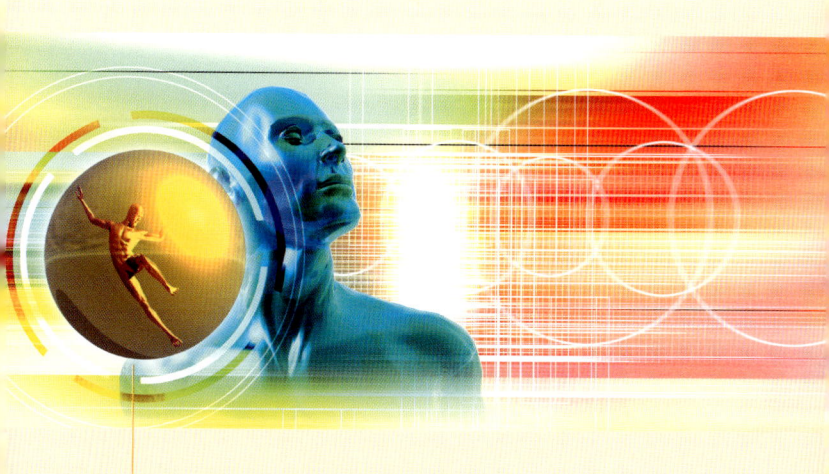

감기보다 쉽게 허리병을 고친 사람들

30분간의 간단한 수술로 허리 디스크 완치

김미선(주부)
1967년생
서울시 광진구 구의동

1999년 6월의 어느날 아침이었다.

평소처럼 잠에서 깨어난 후 침대에서 막 몸을 일으키려는 순간 허리 아랫쪽 피가 딱 멈추는 것 같았다. 그리고는 몸을 일으키려던 그 자세에서 조금만 움직여도 극심한 통증이 따르기 시작했다. 다리는 심하게 저리면서 당겼고 허리는 아예 꼼짝도 할 수가 없었다. 순간 통증은 둘째치고 덜컥 겁이 났다. 혹시 이대로 몸을 못쓰게 되는 것은 아닐까? 이대로 영영 걸을 수 없게 되면 어쩌나….

욕실에 있던 남편을 부를 엄두도 내지 못한 채 어떻게든 몸을 움직여보려고 끙끙댔다. 허리 아랫쪽은 아예 마비가 된 것처럼 힘이 주어지지 않았고 조금만 움직여도 몸이 딱딱 부딪히는 것

같아 깜짝깜짝 놀라곤 했다. 30분 가까이 엎치락뒤치락하며 몸을 일으키려고 노력한 끝에 간신히 침대에서 내려설 수 있었다. 움직일 때마다 다리가 심하게 당겨 절룩거리면서 남편을 출근시키고 두 아이를 유치원에 보냈다.

당시만 해도 아프긴 하지만 걸을 수는 있으니까 큰 문제는 아닐 거라는 생각으로 위안을 삼았다. 그리고는 허리를 뻣뻣하게 편 채 다리를 절룩거리며 간신히 약국까지 걸어가 파스를 사다 붙였다. 그런데 다음날 아침에도 똑같은 증상이 일어났다. 전날처럼 아픔을 참아내며 엎치락뒤치락한 끝에 겨우 운신할 수는 있었지만 파스 정도로 해결될 일이 아닌 것 같아 한의원에서 침을 맞아보기도 했다.

그러나 며칠간 침을 맞아도 증상은 조금도 나아지지 않았다. 눈을 뜰 때마다 겪어야 하는 고통이 끔찍해서 아침이 무서웠고 밤에 잠자리에 들 때면 차라리 이대로 깨어나지 말았으면 하는 생각마저 들었다. 대소변을 볼 때도 극심한 통증이 따랐고 재채기만 해도 허리와 다리가 온통 당기면서 저릿저릿한 통증이 밀려왔다. 지금 생각하면 왜 바보처럼 고통을 참고만 있었는지 이해할 수 없지만 그때는 '조금만 견디면 낫겠지' 하는 생각으로 하루하루를 보냈다. 그렇게 보낸 시간이 무려 한 달이었다.

어느 날 아이 친구의 엄마가 놀러왔다가 절룩거리며 걷는 내 모습을 보더니 "혹시 허리디스크 아니냐?"고 했다. 증상에 대한 설명을 듣고는 허리디스크가 틀림없다고 했지만 나는 그럴 리 없다며 극구 부인했다. 허리를 다친 적도 없고 무리를 한 일도 없으며 평소 내 허리는 튼튼하다고 믿고 있었기 때문이다. 더구나 허리보다는 다리 쪽의 통증이 심해서 내심 다리에 문제가 있을 것으로 생각하던 터였다. 그러나 그녀는 나와 똑같은 증상으로 고생하던 자신의 친척이 허리 디스크 판정을 받고 디스크 수술을 받은 후 지금은 멀쩡하게 직장생활을 하고 있다고 했다. 그제서야 '그럼 나도 혹시?' 하는 생각이 들었고 완벽하게 치료할 수 있다는 말에 귀가 번쩍 트였다. 그 친척을 수술했다는 의사가 신경외과 척추전문의 김정수 박사님이었다.

한 달이 넘도록 나를 괴롭히던 통증으로부터 벗어날 수 있을지도 모른다는 기대와 혹시 더 무서운 병명을 듣게 될지도 모른다는 두려움을 안고 다음날 아침 김정수 원장님을 찾았다. 허리 아픈 환자들이 어찌나 많던지 오전 일찍 예약을 했는데도 진료는 늦은 오후에나 받을 수 있었다. 진단결과는 역시 허리 디스크였다.

"한번도 허리는 아파 본 적이 없는데…"

지금까지 건강하던 허리가 왜 느닷없이 디스크에 걸렸는지 내가 이해할 수 없어하자 김박사님은 평소 생활습관과 자세에 대해 몇가지를 물어보고는 내가 디스크에 걸릴 수밖에 없었던 이유를 자세히 설명해 주었다. 그리고 내가 그동안 겪었던 고통을 너무나도 잘 이해해주는 바람에 난 하마터면 눈물을 쏟을 뻔했다. 내가 아무리 심한 고통을 호소해도 내 심정을 제대로 알아주는 사람이 없어 혼자 서러워하곤 했었기 때문이다.

김박사님은 대소변을 보기도 힘들만큼 신경이 많이 눌려 있다며 수술을 권했다. 99% 성공을 확신하면서 너무나 자신만만해 하는 모습에 난 수술에 대한 두려움도 잊은 채 "제발 안 아프게만 해주세요"라며 그 자리에서 수술을 결정했다.

그러나 수술날짜는 선뜻 잡을 수 없었다. 수술을 받으려면 아무리 짧아도 며칠간은 입원을 해야 할텐데 그 사이 아이들을 돌봐줄 사람이 없었기 때문이다. 내가 수술날짜를 잡지 못하는 이유를 설명하자 김박사님은 입원을 할 필요가 전혀 없으니 개의치 말고 날짜를 정하라고 했다. 수술 후 서너 시간만 지나면 집에 갈 수 있다는 얘기였다. 처음에는 그 말을 도저히 이해할 수 없었다. 남들이 그처럼 위험하다고 하는 허리를 수술하는데 입원을 할 필요가 없다니…. 피부를 칼로 절개

할 필요없이 신경내시경으로 간단하게 수술할 수 있다는 말에 나는 뛸 듯이 기뻤다. 입원에 대한 부담도, 수술에 대한 두려움도 깨끗이 잊을 수 있었기 때문이다.

드디어 수술을 받는 날, 병원 대기실에서 기다리다가 수술실로 들어갔다. 수술을 받는 환자라고는 믿기지 않을 정도로 간소한 절차를 거쳐 수술대 위에 눕자 조금씩 두려워지기 시작했다. 수술이 잘못될 위험은 거의 없다는 사실을 알고 있었지만 그래도 척추를 수술하는 것이 아닌가? 게다가 수술을 받은 후에도 효과가 없으면 어쩌나 하는 생각까지 겹쳐 복잡한 심정이었다.

잠시 후 김박사님이 수술실로 들어오더니 "수술 시작합니다" 하는 얘기가 들렸고 허리 쪽에 따끔한 느낌이 전해졌다. 그리고는 다리를 툭툭 치면서 "어때요. 아파요?" 하고 물어왔다. 막상 수술이 시작되자 조금 전의 불안한 마음이 조금씩 가라앉기 시작했다. 자신감에 가득찬 얼굴로 수술을 시작하는 박사님을 보고는 마음 편하게 맡기고 있으면 곧 끝난다는 믿음이 생겼기 때문이다.

수술을 받는 동안 김박사님은 계속 느낌이 어떤지, 아프지는 않은지 등을 물어왔다. 약간 따끔따끔한 느낌 외에는 별다른 통증이 없었다. 그렇게 약 30분 정도 수술을 받았을까?

"자, 다리를 한번 올려보세요" 하는 김박사님의 말에 따라 아무 생각없이 다리를 들어올렸다. 그런데 이게 웬일인가? 신기하게도 다리가 쑥 올라가는 것이었다. 당기는 느낌도 없었고 아무런 통증도 없었다. 예전에는 누워서 다리를 들어올리는 것은 상상도 못할 일이었고 걷기도 힘들었는데 간단한 수술로 다시 건강한 다리를 되찾은 것이었다.

너무나 기쁜 나머지 "박사님, 하나도 안 당겨요" 하고 흥분해서 소리쳤다. 그것으로 수술은 끝이었다. 그리고 회복실에서 3시간 남짓 누워있다가 멀쩡한 다리로 퇴원할 수 있었다. 이렇게 간단한 것을 왜 그동안 참고만 지내왔는지… 지난 한 달간의 고통이 꼭 꿈속의 일인 것만 같았다. 집으로 돌아가는 내내 나는 가벼운 걸음걸이를 신기해하면서 마냥 행복했다. 그리고 새삶이라도 찾은 듯 하루하루를 즐겁게 지내고 있고 내 눈치를 살피며 불안해하던 가족들도 다시 웃음을 되찾았다. 혹시라도 수술이 두렵거나 나처럼 잘 몰라서 고통을 참고만 지내는 이들이 있다면 기꺼이 내 경험담을 들려주고 싶다.

경추신경 손상으로 인한 마비증세, 인공디스크 성형술로 회복

신동규(자영업)
1946년생
서울시 마포구

한순간의 사고로 나는 하마터면 전신마비라는 끔찍한 후유증을 안고 살아갈 뻔했다. 그리고 만약 김정수 박사님을 만나지 못했더라면 지금 어떻게 되었을지… 상상만으로도 눈앞이 캄캄하다.

내가 사고를 당한 것은 1998년 7월12일. 조상의 산소이장 문제로 고향인 충남 서천으로 가던 길이었다. 깜빡 졸음운전을 하는 바람에 차가 도로 옆 창고를 들이받으면서 뒤집혀버렸고 그 충격으로 나는 혼수상태에 빠졌다. 119 구급차에 실려 서천에 있는 병원으로 후송된 후 받은 검사에서 다발성 좌상, 뇌진탕, 경부염좌 등을 진단받고 치료를 받기 시작했다. 그리고 이틀 뒤 집 근처 정형외과 병원으로 옮겨 다시 정밀검사를 받았는데 그 결과 추가로 허리와 목 부위에 추간판 탈출증, 즉 디스크가 있다는 진단이 나왔다.

사고가 컸던데 비해 눈으로 확인할 수 있는 부상은 그리 크지 않았기 때문에 디스크 진단을 받고도 그다지 걱정스럽지 않았다. 그저 병원에서 시키는대로 치료만 잘 받으면 금방 나을 것으로 믿고 3개월 이상 입원해 치료를 계속했다.

그러나 상처를 입었던 다른 부위가 모두 치료된 뒤에도 목 부위는 계속 뻐근하면서 불편한 느낌이 남아 있었다. 그러다가 어느 날부터는 손발이 저려오기 시작하더니 점점 손과 다리, 발을 움직이는 것이 힘들어지면서 마비증세가 나타나기 시작했다. 내 몸을 마음대로 쓰지 못한다는 것은 말 그대로 공포였다. 이대로 있다가는 나아지기는커녕 전신마비 상태에 빠지지는 것이 아닐까 하는 두려움이 왈칵 밀려들었다.

담당 의사에게 상태를 설명한 후 큰 병원으로 옮겨 정밀진단을 받을 수 있도록 소견서를 써달라고 요청했다. 그러나 의사는 목 부위는 다른 부위와 달라서 함부로 치료받거나 수술을 하면 전신마비가 올 수도 있다며 그대로 치료를 계속 받으라고 했다. 하는 수없이 병원을 옮기는 것을 포기하고 치료를 계속 했지만 상태는 날이 갈수록 더 나빠지기만 했다. 불안해서 도저히 견딜 수 없어진 나는 병원측의 만류를 뿌리치고 큰

대학병원으로 옮겨 다시 3개월간 신경외과 치료를 받았다. 그래도 상태는 마찬가지였다. 재활치료까지 병행해 봤지만 그것으로도 마비증세는 풀리지 않았다.

결국 재활의학 과장은 같은 병원의 정형외과 의사를 소개해 주었고 정형외과 의사는 신경 쪽에 이상이 있다며 수술을 권유했다. 그러나 수술을 하기 전에 6개월 정도 약물치료를 해보자는 말에 나는 다시 상태가 좋아지기를 기다리며 오랜 치료를 받기 시작했다. 그렇게 다시 8개월이 지나갔지만 마비증세는 점점 악화되기만 할 뿐이었다. 나중에는 걸음도 제대로 걸을 수 없게 되었고 팔도 내 마음대로 쓰지 못할 지경이 되었다.

그 즈음 아는 사람이 척추전문의 김정수 박사를 한번 찾아가 보라고 했다. 그 사이 전문의라는 몇 명의 의사들을 거치면서 나는 지칠대로 지쳐 있었다. 큰 병원의 전문의들도 고칠 수 없을만큼 내 상태가 심각한 것인가 싶어 점차 자포자기하는 마음까지 생기려던 참이었다. 그러나 김박사를 소개해 준 사람은 '분명히 고칠 수 있을테니 꼭 가보라'고 신신당부했고 나는 다시 한번 희망을 가져보기로 했다.

김정수 박사님을 찾아 진찰을 받은 다음 MRI 촬영을 했다. 내심 이번에도 고칠 수 없으면 어쩌나 하는 조마조마한 심정으로 김정수 박사님의 진찰결과를 기다리고 있었다. 김박사님은 MRI 사진을 들여다보더니 "고생 많이 하셨습니다. 고통이 아주 심하셨죠? 고쳐드릴테니 걱정말고 수술 받으세요"라고 했다. 그 말이 그렇게 기쁘고 고마울 수가 없었다. '고쳐주겠다'는 자신만만하고 단호한 말 한마디로 나는 이미 다 낫기라도 한 것처럼 희망에 부풀었다.

그러나 수술은 나 혼자 결정할 수 있는 일이 아니었다. 내가 곧 수술을 받을 것이라는 얘기가 전해지자 가족들은 물론 친척, 친구들까지 '목 수술은 잘못 받으면 큰일난다'며 심한 반대를 하고 나섰다. 한동안 심각한 고민에 휩싸였다. 다들 말리는데 괜히 수술을 받았다가 더 나빠지면 어쩌나 하는 생각과 평생을 고통 속에 살아가느니 그처럼 자신 있어하는 김박사님께 한번 몸을 맡겨봐도 괜찮지 않을까 하는 생각이 하루에도 수십번씩 오락가락했다. 고민 끝에 김박사님을 한번 믿어보기로 하고 3일 후로 수술날짜를 잡았다.

막상 수술날짜가 잡히고 나자 이번에는 다시 후회가 되기 시작했다. 그동안 내가 다녔던 수많은 종합 병원들의 그 좋은 시설과 의술로도 고칠 수 없었는데 과연 김정수 박사님에게 수술을 받기로 한 것이 잘한 결정인가? 수술날짜가 다가올수록 두려움은 더 극심해졌고 밤에 잠도 잘 수 없을 지경이었다. 결국 수술을 코앞에 두고 포기하기로 마음먹었다. 간호과장을 찾아가 수술을 받지 않겠다고 했더니 간호과장님은 "수술을 받고 안받고는 본인이 결정할 문제지만 내 가족이나 친척이라면 김정수 박사님의 실력을 믿고 수술을 권할 것"이라고 하면서 수술을 포기해버린 나를 안타까워했다. 그 말에 다시 마음이 흔들렸고 결국 수술을 받기로 결정했다.

남들이 들으면 변덕도 심하다고 하겠지만 자칫하면 전신마비가 될 수도 있는 위험하고 큰 수술을 앞두고 그 정도의 심경변화야 누구나 겪는 일이 아닌가 싶다. 그러나 주변의 수술만류와 내 두려움은 순전히 오해에서 비롯됐음을 수술을 받고 난 후에야 알았다. 내가 받은 수술은 인공디스크 성형술이라는 것이었는데 복강경으로 수술하기 때문에 상처가 크게 남지도 않았고 전신마취를 할 필요도 없었다. 또 수술 성공률도 높아서 부작용이나 후유증도 거의 없다고 했다.

내 수술 결과도 성공적이었다. 너무 오래 고생한 탓인지 다른 환자들보다 회복은 조금 더뎌서 보통 이틀이면 할 수 있다는 퇴원시기는 조금 늦춰졌지만 몸 상태는 눈에 띄게 좋아지기 시작했다. 수술 직후부터 오랫동안 나를 괴롭혔던 통증이 우선 사라졌고 마비증세도 풀리기 시작했다. 혼자 걷고 내 손으로 밥을 먹을 수 있는 상태로 회복되자 나는 김박사님이 은

인처럼 여겨졌다. 아니, 정말 은인이었다.

  1999년 10월26일 수술을 받았는데 그 후 지금까지 한번도 통증이나 마비증세가 재발된 적이 없었다. 목에 인공디스크라고 하는 인조뼈를 넣었기 때문에 아주 조금 불편한 느낌은 남아 있지만 생활을 하는데는 아무런 지장도 없고 목도 유연하게 움직일 수 있다. 2년 가까이 유명하다는 큰 병원들을 전전하면서 온갖 고생을 한 나를 간단한 수술로 고작 며칠만에 고쳐낸 김박사님의 의술이 지금 생각해도 놀랍고 고맙기만 하다.

잘못된 치료로 중증 마비증세 겪다가 수술로 건강 되찾아

전복임(회사원)
1957년생
서울시 영등포구 신길4동

 2000년에서 2001으로 넘어가는 겨울은 유난히도 눈이 많이 내린 해였다. 곳곳이 빙판길이어서 집밖을 나서는 것이 두려울 정도였지만 직장을 다니는 나로서는 빙판길 때문에 출근을 포기할 수는 없는 일이었다.
 사고가 일어난 것은 2001년 1월9일, 출근을 위해 서둘러 집을 나서던 길이었다. 빙판을 이루고 있던 집 앞 내리막길을 조심조심해서 내려가다가 그만 미끄러지고 말았다. 엉덩방아를 심하게 찧어 몹시 아팠지만 창피한 생각에 얼른 몸부터 일으키려고 했다. 그러나 눈을 털면서 일어서려는 순간 엉덩이보다는 다리가 심하게 당기면서 아파오기 시작했다. 간신히 몸을 일으켜 걸음을 옮겨보려고 했지만 제대로 서 있기조차 힘들었다. 그래도 어떻게든 출근은 해야 한다는 마음이 앞서 이를 악문 채 절룩거리면서 회사로 향했다.

다리가 아픈 것은 여전했지만 부러진 것 같지는 않고 그저 넘어지면서 근육이나 신경이 조금 놀랐을 뿐이라고 혼자 생각하고 곧 나으려니 여겼다. 그러나 시간이 갈수록 통증은 점점 더 심해졌고 걸음걸이도 더 힘들어지기만 했다. 결국 이틀을 참고 견딘 끝에 집 근처 한방병원을 찾아갔다. 병원에서는 퇴행성 관절염이 의심된다며 엑스레이 촬영을 해보라고 했고 촬영 결과 허리에 문제가 있어서 다리가 저린 것이라는 진단을 내렸다. 의사는 통원치료도 가능하다고 했지만 나는 빨리 건강을 되찾아 다시 회사에 나가고 싶은 욕심에 입원치료를 받기로 했다.

침을 맞고 물리치료를 받으며 퇴원할 날만 기다리고 있던 내게 더욱 심각한 상황이 닥친 것은 입원 3일째 되는 날이었다. 물리치료를 받은 후 병실로 돌아가다가 그만 뒤로 쓰러진 것이었다. 병원측의 응급처치로 곧 의식이 돌아오기는 했지만 몸에 마비증세가 나타나기 시작했다. 무엇을 잡으려고 해도 손에 힘이 주어지지 않았고 하반신은 아예 혼자 힘으로는 꼼짝도 할 수 없었다. 병원에서 온갖 처치를 다 했지만 마비는 풀릴 기미도 보이지 않았고 오히려 점점 악화되기만 했다. 대소변조차 받아내야 할 정도로 내 몸은 만신창이가 돼가고 있었다. 정말이지 '내 인생은 이제 끝이구나' 하는 온통 암담한 기분 뿐이었다.

더 이상 그 병원을 믿을 수 없다는 생각이 들어 근처 다른 병원으로 옮겨 MRI를 찍었다. 그런데 물리치료사가 MRI 결과를 보더니 그동안 물리치료를 잘못 받아 마비증세가 왔다고 했다. 치료받았던 병원측의 잘못을 따질 엄두도 내지 못한 채 서둘러 병원을 옮기려고 했지만 담당의사는 한 달이면 내 몸을 완전히 고칠 수 있다고 하면서 퇴원을 만류했다. 의사가 그처럼 호언장담할 정도면 정말 고칠 자신이 있겠지 싶어 다시 그 병원에 입원해 침을 맞기 시작했다. 그러나 마비증세가 풀리기는커녕 대소변을 받아내야 하는 최악의 상황조차 그대로였다. 보다못한 딸아이가 담당의사를 찾아가 따졌지만 침으로 100% 고칠 수 있으니 믿고 기다리라는 말만 되풀이했다.

나중에는 마비도 풀리지 않으면서 몸의 통증만 점차 심해지기 시작했고 밤에도 잠을 이룰 수 없을만큼 심한 고통이 따랐다. 다시 병원측에 물리치료를 잘못한 것과 증세가 조금도 호전되지 않는 것에 대해 따지자 병원측에서는 한방치료를 계속 받으려면 동의서를 쓰라는 이상한 요구를 해왔다.

이젠 의사의 약속도 믿을 수 없었고 병원치료도 의심스럽기만 했다. 결국 가족들이 회의를 거쳐 척추 전문의로 유명하다는 김정수 박사에게 나를 보이기로 결정했고 1월 29일 김박사님이 계시는 병원으로 옮길 수 있었다. 김박사님 앞에서 나는 눈물을 흘려가며 나의 고통과 이전 병원에서 당한 설움을 호소했다. 김박사님은 몇가지 검사를 해보더니 척추신경에 이상이 있어 긴급수술이 필요하다며 이틀 뒤로 수술날짜를 잡아주었다.

너무나 끔찍한 고통을 경험한 후라 수술당일에도 나는 정신이 하나도 없었다. 오로지 혼자 힘으로 대소변만이라도 가릴 수 있도록 해달라고 절실히 염원하면서 수술침대에 올랐을 뿐 어떤 수술을 어떻게 받는지는 관심도 없었다. 다만 상태가 심각한만큼 엄청 큰 수술을 받게 될 줄 알았는데 부분마취만으로, 그것도 1시간도 채 걸리지 않았는데 수술이 끝났다고 해서 깜짝 놀랐던 기억만이 남아있다.

수술은 성공적으로 끝났다고 했지만 마비증세는 쉽게 풀리지 않았다. 다른 환자들은 수술 후 몇시간도 지나지 않아 마비도 풀리고 통증도 사라졌다며 기뻐했지만 나만은 예외였다. 또다시 절망감에 휩싸일 수밖에 없었다. 척추수술에서는 최고의 권위를 자랑한다던 김박사님조차 나를 고칠 수 없는 것인가? 그러나 너무 섣부른 판단이었다.

김박사님은 내 마비상태가 워낙 중증이었기 때문에 회복에 조금 시간이 걸릴 뿐 반드시 풀리게 돼 있다는 말로 나를 안심시켜 주었다. 그리고 운동치료를 받기 시작했는데 정말 마비가 조금씩 풀리는 것을 눈으로 확인할 수 있었다. 힘이 하나도 없었던 손에 점차 힘이 붙기 시작했고 대소변도 화장실에 가서 혼자 해결할 수 있게 된 것이다. 한달 보름 가량 꾸준히 운동치료를 받고 나자 내 몸은 완전히 정상을 되찾았다. 그리고 건강한 몸으로 다시 활기찬 직장생활도 할 수 있게 되었다.

조금 더 일찍 김정수 박사님을 만났더라면 그 끔찍한 고통들을 겪지 않아도 됐을 것이고 돈이며 시간을 낭비할 필요도 없었을 것이라는 생각이 들 때면 나는 지금도 억울하다. 그러나 한편으로 생각하면 그렇게라도 김박사님을 만나게 된 것이 천만다행이고 그나마 나는 운이 좋은 사람이라는 생각도 하게 된다.

죽음마저 생각할 정도로 최악의 상태에 빠져 있던 내게 새로운 인생을 찾아주신 김박사님과 최선을 다해 운동치료를 해주고 보살펴준 모든 분들에게 이렇게라도 감사의 마음을 전하고 싶다.

온갖 치료법 전전해도 악화되기만 했던
허리통증, 내시경 수술로 고쳐

권경익(자영업)
1939년생
서울시 금천구 시흥동

누구나 자기 병이 제일 심각하고 아픈 것이겠지만 허리 아픈 고통이야말로 당시지기 아니고시는 이해힐 수 없을 것이다. 아픈 사람은 움직일 수도 없고 끊임없이 계속되는 통증 때문에 신음소리가 절로 나오는데 아픈 부위가 눈으로 보이는 것도 아니니 주변 사람들은 '설마 그렇게까지 아플까?' 생각하는 것이 바로 허리통증이 아닐까 싶다.

2000년 봄에 내가 경험한 고통도 바로 그런 것이었다. 차라리 죽는 것이 낫겠다 싶을 정도로 통증이 심해 돌아누울 수도, 일어설 수도 없었는데 말로는 도저히 내 고통을 표현할 길이 없으니 답답하기만 했다. 내 허리병은 지독한 몸살 뒤에 느닷없이 시작됐다. 몸살을 앓고 났는데 왜 허리가 아프게 됐는지는 잘 모르겠지만 처음에는 오른쪽 다리가 심하게 저리고 당기더니 차츰 허리와 엉치뼈까지 아파오기 시작했던 것이다.

그때는 몸살 때문에 너무 오래 누워있어서 잠시 그러려니 여겼는데 날이 갈수록 통증은 점점 더 심해지기만 했다. 어린 이날, 집에 온 손녀가 안아달라고 하는데도 허리 때문에 안아줄 수 없는 내 처지가 그렇게 처량할 수 없었다. 몸을 내 마음대로 움직일 수 없으니 만사가 귀찮고 짜증스럽기만 했다. 평소 고혈압이 있기는 했지만 건강 하나는 자신하며 살아왔던 나였기에 갑작스러운 허리통증은 삶의 의욕마저 송두리째 앗아가는 듯했다.

문득 15년 전에도 이렇게 허리가 아팠던 적이 있다는 생각이 났다. 그때 한의원에서 진료를 받았는데 의사선생님이 내 다리를 진찰해보고는 담이 결린 것이라고 하면서 목욕을 자주 하고 몸을 따뜻하게 하라고 조언했었다. 그리고 그 한의원에서 이틀간 침을 맞았는데 신통하게도 허리통증이 씻은 듯 나았고 그 이후로 한번도 허리 때문에 고생한 적이 없었다.

그때 생각을 하니 이번에도 치료만 제대로 받으면 쉽게 고칠 수 있겠다는 희망이 생겼다. 그래서 정형외과 병원에서 엑스레이 촬영을 하고 진찰을 받았는데 병원에서는 척추에 이상이 있다며 물리치료를 받으라고 했다. 병원에서 시키는대로 정말 열심히 병원에 다니며 물리치료를 받았다. 그러나 열흘이 지나도록 증세는 조금도 나아지지 않았고 통증은 더 심해지는 것만 같았다.

이번에는 조금 큰 병원으로 옮겨 다시 진료를 받았다. 역시 척추에 이상이 있다는 진단이 나왔고 의사선생님은 일단 약물치료를 해보자고 했다. 일주일에 한번씩 약물을 주사하는 치료방법이었는데 주사를 맞을 때마다 여간 고통스러운 것이 아니었다. 그래도 나을 수만 있다면 이보다 더한 고통도 참을 수 있다는 생각으로 한 달간 치료를 계속했지만 아무런 효과도 없었다.

의사선생님은 고관절 쪽에도 이상이 있을 수 있다며 MRI 촬영을 권했다. 그리고 MRI 판독 결과 디스크가 튀어나와 신경을 누르고 있다는 진단이 나왔다. 이번에 의사가 권한 치료방법은 투시기로 척추를 비춰보며 튀어나온 디스크에 약물을 주사하는 것이었다. 의사선생님이 치료를 받겠느냐고 물었을 때 나는 어떤 치료든 좋으니까 제발 낫게만 해달라고 간청했다. 그리고 수술실에 누워 심한 아픔을 참아가며 주사를 맞았다. 의사선생님은 주사를 맞은 후 2~3일 동안은 더 아플 수도 있지만 그 후부터는 저리고 당기는 증세가 조금씩 없어질 것이라고 했다. 만약 증세가 좋아지지 않으면 더 이상은 이 치료를 받을 필요가 없다는 말도 덧붙였다.

그런데 일주일이 지나고 열흘이 지나도 통증은 조금도 가라앉지 않았다. 이대로 치료를 계속했다가는 또 고생만 하고 끝날 것 같아 척추수술 전문병원으로 이름난 곳을 찾아갔다. 그 병원에서 진단한 내 병명은 만성 척추변성증이라는 것이었다. 그러나 심한 편은 아니라고 하면서 물리치료를 꾸준히 받고 운동도 열심히 하면 곧 좋아질 것이라고 했다. 순간 나는 내 귀를 의심했다. 아파서 마음대로 움직이지도 못하는데 운동을 열심히 하라니? 게다가 그동안 온갖 치료를 다 받아도 고치지 못했는데 또다시 물리치료를 받으라니?

의사선생님께 "내시경으로 간단하게 수술하는 방법이 있다고 하던데 그 수술을 받으면 안될까요?" 하고 물었다. 그러자 선생님은 내 경우는 내시경 수술을 해도 성공률이 아주 낮기 때문에 하지 않는 편이 좋다고 했다. 나는 다시 "카이모파파인이라는 주사가 있다고 하던데 그거라도 써보면 안될까요?" 하고 물었다. 이번에도 선생님은 자신은 약물의 효능을 믿지도 않고 약물 쓰는 것을 근본적으로 반대한다며 그런 치료는 해줄 수 없다고 했다.

물론 전문의인 의사선생님이 가장 좋은 치료법을 알고 있는 것이 당연하겠지만 당시 나는 지푸라기라도 잡는 심정으로 이런저런 치료법을 문의해 보았던 것이다. 더구나 나는 이미 의사선생님들이 권하는대로 다양한 치료를 받아본 환자였다. 그러니 물리치료와 운동으로 좋아질 것이라고 하는 의사의 말을 도저히 믿고 따를 수 없는 상태였다.

'이젠 또 어느 병원으로 가야 하나?' 하는 막막한 심정으로 다른 병원으로 갈 차를 기다리고 있는데 곁에 있던 아들이 어렵게 입을 열었다. "자꾸 큰 병원에만 가려고 하지 마시고 김정수 원장님에게 한번 가보지요. 거기가 척추수술을 아주 잘 한다고 하던데요" 하는 것이었다. 어차피 믿고 찾아갈 병원도 없던터라 나는 선뜻 그러자고 했고 아들이 전화로 김박사님께 예약을 했다.

그리고 예약시간이 되었을 때 나는 드디어 김정수 박사님을 만나게 되었다. 정말 어렵게 돌고 돌아온 끝이었다. 김박사님께 이전에 찍었던 MRI 사진을 건넸더니 박사님은 사진을 보고 난 후 척추가 세 군데나 잘못되었다고 설명해 주었다. 순간 '영원히 이 병으로 고생해야 하는가' 싶어 눈앞이 캄캄했다. 이 병원에서도 절망적인 말을 듣는다면 정말 끝이라는 다급한 마음으로 "선생님, 그럼 어떻게 해야 됩니까" 하고 물었다.

그러자 김박사님은 두 군데는 아직 활동하는데 큰 불편이 없지만 나머지 한 군데는 수술하는 것이 좋겠다고 했다. 바로 그곳 때문에 내가 허리를 제대로 쓰지 못할 뿐 아니라 고통도 심한 것이라는 설명이었다. 수술로라도 빨리 병을 고치고 싶은 마음이 간절했지만 막상 수술하자는 얘기를 들으니 선뜻 내키지가 않았다. 몸에 칼을 대야 한다고 생각하니 무서운 생각이 들었기 때문이다.

그래서 수술방법에 대해 물었더니 김박사님은 칼로 째는 수술이 아니고 몸에 성냥 알갱이만한 구멍을 뚫은 다음 그곳으로 기계를 넣어서 하는 내시경 수술이니 안심하라고 했다. 나는 다시 오전에 다녀온 병원 이야기를 하며 그곳에서는 내시경 수술이 실패할 확률이 높다고 했는데 정말 괜찮은지도 물어보았다. 그랬더니 김박사님은 성공이냐 실패냐를 떠나 허리 안 아프게 하고 움직이는데 지장만 없으면 된다면서 자신감 있는 말투로 시원시원한 대답을 해주었다. 그제서야 마음이 놓여 수술날짜를 잡았다.

그런데 미처 수술날짜가 되기도 전에 다리에 마비가 오기 시작했다. 다급한 마음에 병원에 연락을 했더니 급히 입원하라는 통보가 왔다. 결국 수없이 밀린 예약환자들을 제치고 응급수술을 받게 된 것이다. 입원한 날 각종 검사를 받고 다음

날 오전에 수술을 받았는데 수술에 걸린 시간은 고작 30분이었다. 그리고 수술이 끝난 직후부터 신통하게도 통증이 싹 없어지면서 허리와 다리를 쓰는데 아무런 불편도 느낄 수 없었다. 손가락에 박힌 가시 빼내는 것만큼이나 간단하고 쉬운 수술로 이렇게 큰 효과를 볼 수 있다니 꼭 기적을 체험하는 것 같은 얼떨떨한 기분이었다.

김박사님이 수술 직후 내 상태를 보더니 그날로 퇴원해도 된다고 했지만 불안한 마음에 하루를 더 입원해 있다가 퇴원했다. 김박사님은 퇴원 후 운동을 꾸준히 해야 재발도 안되고 건강한 허리도 지킬 수 있다고 했다. 그리고 김박사님이 만든 작은 책 한권을 내주었는데 그 속에는 허리근육을 튼튼하게 만들어주는 열 가지 운동방법이 소개돼 있었다. 허리가 아팠을 때는 운동을 엄두도 낼 수 없었는데 수술로 통증이 없어지고 나니 하루라도 빨리 운동을 시작하고싶은 욕구가 생겼다.

그리고 퇴원 후 5주만에 복대(허리 보조기)를 풀고 바로 운동을 시작했다. 책에서 배운 운동을 하루도 빠짐없이 열심히 했고 조깅도 시작했으며 틈나는대로 등산도 다니고 있다. 지금은 허리 아팠던 기억이 먼 옛날의 일로 여겨질만큼 튼튼한 허리를 자랑하며 지내고 있다.

미세현미경 수술로 15년간의 끔찍한 고통에서 벗어나

고경철(전남 경찰청 소속)
1946년생

내 허리병은 아무런 예고도 없이 어느날 갑자기 찾아와 무려 15년 가까이 나를 괴롭혔다. 사전에 뭔가 조짐이라도 있었다면 조심하고 대비라도 했을텐데 평소에는 허리의 소중함을 전혀 느끼지 못할 정도로 허리 때문에 불편을 겪은 적이 없었던 것이다.

허리병이 처음 시작된 그날도 아무런 조짐없이 일상적인 아침을 맞았고 평소 습관대로 일어나자마자 화장실로 향했다. 그리고 일을 끝낸 후 몸을 일으키려는 순간 왼쪽 엉덩이가 뜨끔하는 듯하더니 그대로 몸이 굳어버렸다. 조금 있으면 풀리려니 싶어 벽을 짚고 기다려보기도 했지만 엉덩이 부근의 통증은 뻗치듯 점점 심해지기만 했다. 몸을 돌려보려고 힘을 주면 줄수록 통증이 더 심해서 진땀을 흘려가며 엉거주춤한 자세 그대로 서 있을 수밖에 없었다.

혼자서는 도저히 몸을 움직일 수 없길래 나오지 않는 소리를 억지로 질러 가족들을 불렀다. 무슨 일인가 싶어 화장실로 달려온 가족들은 조금 전 멀쩡하게 화장실로 들어간 내가 고통스러운 얼굴을 한 채 꼼짝도 못하고 있자 심하게 놀라는 모습이었다. 나조차도 영문을 모르고 있던 터라 궁금해하는 가족들에게 상태를 제대로 설명할 수도 없었다. 부축을 받아 간신히 방으로 돌아와 자리에 눕는 동안에도 견딜 수 없는 통증이 쉴새없이 밀려들었다. 모두들 당장 병원에 가보자고 했지만 몸을 움직이는 것도 무섭고 병원에 가는 것도 내키지 않아 '조금만 누워 있으면 괜찮아질 것 같다'면서 한사코 마다했다.

정말 조금만 쉬면 괜찮아지기를 간절히 원했다. 끙끙 앓으면서도 이젠 몸이 움직여지려나 싶어 조금씩 허리를 틀어보려고 했지만 그때마다 뜨끔하는 통증은 어김없이 반복됐다. 게다가 왼쪽 엉덩이에서 시작된 통증이 점점 허리까지 올라오더니 다리 아래로 뻗쳐 복숭아뼈가 있는 부위까지 심하게 당기면서 아프기 시작했다. 화장실에서 일어서다가 갑자기 당한 일이라 처음에는 몸을 삐끗한 것뿐이라고 생각했지만 통증도 심해지고 몸을 움직이기도 힘들어지자 내 몸에 뭔가 큰일이 일어나고 있는 것만 같았다.

시간이 지날수록 괜찮아지기는커녕 점점 고통스러워하는 나를 보다못한 가족들에 이끌려 병원을 찾았다. 병원에서는 몇가지 진찰을 하고 엑스레이 촬영을 한 후 디스크 증세가 조금 있는 것 같다며 물리치료를 받아보라고 했다. 그러나 물리치료를 받고 난 직후에는 허리와 엉덩이가 조금 부드러운 듯 하다가 시간이 조금 지나면 다시 원래 상태로 돌아가곤 하면서 조금도 나아지는 것 같지가 않았다.

내가 허리병으로 고생한다는 사실이 알려지자 직장 동료들은 물론 친척들, 친구들, 이웃들까지 용하다는 한의원이며 병원들을 소개해 주었고 각종 민간요법들을 알려주기도 했다. 물리치료로 별다른 효과를 보지 못했기 때문에 사람들이 알려주는대로 각종 병원이며 치료법들을 전전하기 시작했다. 그러나 어느 병원에서도 내 병명을 확실하고 속 시원하게 알려주는 곳이 없었다. 어느 곳에서는 디스크라고 했고 또 어떤 곳에서는 퇴행성 척추질환이라고 하는가 하면 척추관이 좁아져 있다고 하거나 척추가 비뚤어져 있다고 하는 곳도 있었다. 가는 곳마다 조금씩 애기가 다르니 도대체 어느 의사의 말을 믿고 따라야 할지 오히려 혼란스럽기만 했다.

그래서 의사들이 권하는대로 약물치료도 해보고 척추교정도 받아보았으며 한의원에서 침을 맞고 한약을 지어먹어보기도 했다. 또 허리병에 좋다고 소문난 것은 아무리 비위에 거슬려도 모두 구해다 먹는 등 병을 고치기 위해 최선을 다 했다. 이런 치료법들 중에는 간혹 효과가 있는 것도 있었다. 그러나 그 효과가 오래 지속되는 것은 하나도 없었을 뿐 아니라 내 허리병을 근본적으로 해결해주지도 못했다. 치료를 받는 동안에는 잠깐 좋아지는 것 같다가도 중단하면 다시 도지는 식이니 평생 치료를 받으며 살 수도 없는 일이고 치료법들 중에는 오래 받으면 효과가 점차 없어지거나 부작용이 우려되는 것도 있었다.

그러나 당장 치료를 받지 않으면 출근도 할 수 없을만큼 통증이 심해졌기 때문에 임시방편으로라도 치료를 받으며 근근히 생활할 수밖에 없었다. 무거운 것을 들어올리거나 허리를 움직여 운동을 한다는 것은 상상도 못할 일이었기 때문에 나는 매사에 자신없는 사람이 되어가고 있었다. 자리에서 일어날 때도 혹시 다시 삐끗하는 일이 있을까봐 마음을 졸이며 서서히 몸을 움직여야 했고 허리에 자신이 없으니 손으로 허리 뒤쪽을 지탱한 채 지내는 일이 많았다. 또 조금 오래 서 있거나 걸으면 어김없이 심한 통증이 찾아왔는데 50m 이상을 걷다보면 엉덩이부터 발목까지 심하게 당기고 아프다가 감각이 없어지곤 했다. 없어진 감각을 되찾기 위해서는 10분 정도는 앉아서 쉬어야 했기 때문에 길을 나서면 눈 앞에 뻔히 보이는 길도 막막하게 보이면서 겁부터 났다.

그렇게 15년 가까이 버텨오면서 내가 겪는 고통보다 더 힘들었던 것은 가족들에게 불편을 끼치고 있다는 사실이었다. 허리병이 도질 때마다 가족들에게 온갖 수발을 다 의존해야 했고 당장 내 몸이 편치 않으니 본의 아니게 가족들에게 짜증을 내는 일도 잦았던 것이다. 이렇게 나도 힘들고 가족들도 고통스럽게 하면서 언제까지 살아야 하나 싶은 생각이 들 때면 차라리 명이라도 짧았으면 하는 바람을 가져보기도 했다.

그러던 어느날 텔레비전에서 김정수 박사님을 보게 되었다. 뭔가 좋은 정보라도 얻을 수 있을까 싶어 척추와 관련된 정보 프로그램은 꼭 챙겨보고 있었는데 김정수 박사님이 출연한 프로그램이 유난히 관심을 끄는 것이었다. 이전까지 허리에는 칼을 대면 큰일 난다고 알고 있었기 때문에 허리가 아무리 아파도 수술은 생각해 본 일도 없었는데 칼을 대지 않고 하는 간단한 수술법들이 있다는 소식이 내 귀에 쏙 들어왔다. 어쩌면 나도 저런 수술법으로 고칠 수 있지 않을까 하는 기대를 품고 프로그램이 끝나자마자 김박사님이 근무하는 병원으로 전화를 했다. 그리고 전화를 받은 병원 직원의 친절하고 상세한 답변들로 인해 병원에 대한 믿음도 깊어졌다.

내 상태를 진찰한 김박사님은 내가 기대했던대로 간단한 수술로 통증과 기능장애를 고칠 수 있다고 했다. 정말 꿈만 같은 말이 아닐 수 없었다. 이번에도 물리치료나 약물치료를 받으며 상태를 지켜보자고 했다면 실망이 이만저만이 아니었을 텐데 수술로 고칠 수 있다고 하니 어쩌면 이번에야말로 15년간 나를 괴롭혀온 고통으로부터 해방되지 않을까 하는 기대에 가슴이 부풀었다.

그리고 며칠 후 나는 미세 현미경 수술이라는 것을 받았다. 수술실에 들어가 잠시 잠들었다가 깨어나보니 벌써 수술이 끝났다는 것이었다. 내가 과연 수술을 받았나 싶은 의심이 들 정도로 수술 후 통증도 느낄 수 없었고 수술자국도 거의 눈에 띄지 않았다. 더욱 믿을 수 없었던 것은 오랫동안 질기게도 떨어지지 않던 통증이 점점 사라지는 것이었다. 허리를 움직여도 뜨끔하는 느낌이 없었고 엉덩이부터 발목까지 뻗치는 듯한 통증도 흔적도 없이 자취를 감추고 말았다. 오래 걸으면 다리에 감각이 사라지는 일도 다시는 반복되지 않았다.

수술 후 꿈만 같은 새 생활이 시작됐다. 허리병이 시작되기 전의 건강한 모습으로 돌아가 직장생활에도 전념할 수 있게 되었고 가족들에게도 자신감 넘치고 든든한 가장의 모습을 보여줄 수 있게 된 것이다. 이 모든 것이 김정수 박사님의 수술 덕분이므로 나는 죽을 때까지 김박사님과의 인연을 잊지 않고 살아갈 생각이다.

❖ 잘못된 책은 바꾸어 드립니다.
❖ 이 책에 대한 판권과 모든 저작권은 역자와의 계약에 따라
  모두 건강신문사 측에 있습니다.
  허가 없는 무단 인용 및 복제를 금하며 인지는 협의에 의해 생략합니다.

감기보다 쉽게 허리병(디스크)을 고친 사람들

2006년 6월 26일 초판 발행

역 자	김정수
발 행 인	윤승천
발 행 처	건강신문사
등록번호	제8-00181호
주 소	서울시 서대문구 홍은3동 400-1
전 화	305-6077(대표)
팩 스	305-1436
값	**7,000원**
I S B N	89-88314-40-9